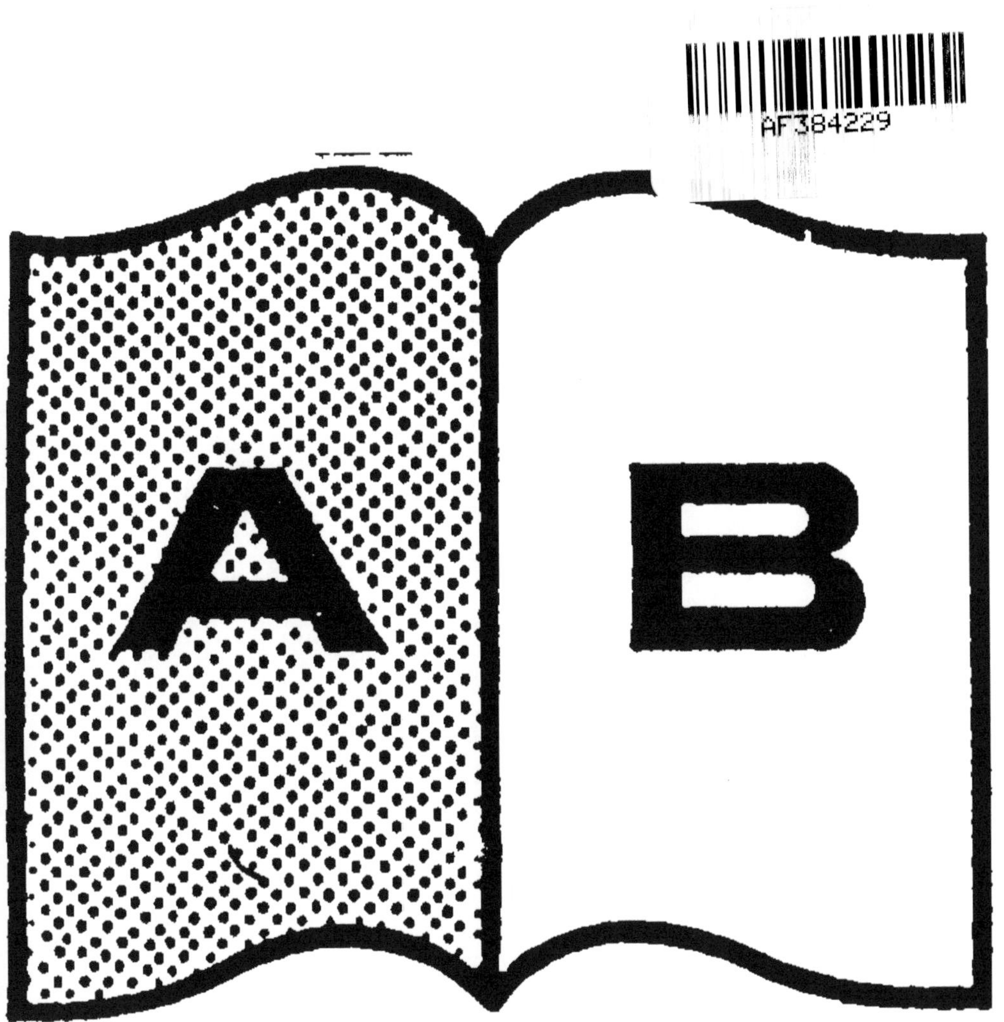

Contraste insuffisant

NF Z 43-120-14

La Névrite spinale
d'origine otique

TRAVAUX ANTÉRIEURS :

Tuberculose miliaire linguo-jugale (en collaboration avec Paul Thaon).
Archives générales de médecine, mars 1903, n° 9, p. 524.

Recherches anatomiques et cliniques sur les altérations du spinal
d'origine otique. *Annales des maladies de l'oreille, du nez, du larynx et du
pharynx.* Tome XXXI, n° 4, 1905.

Une observation d'occlusion membraneuse congénitale des choanes
(en collaboration avec L. Bellis). *Annales des maladies de l'oreille, du nez,
du larynx et du pharynx.* Tome XXXI, n° 8, 1905.]

SERVICE OTO-LARYNGOLOGIQUE DE L'HOPITAL SAINT-ANTOINE

La Névrite spinale d'origine otique

PAR

Le Dʳ Robert LEROUX

ANCIEN EXTERNE DES HÔPITAUX DE PARIS
ET DES SERVICES OTO-LARYNGOLOGIQUES DE Sᵗ-ANTOINE ET LARIBOISIÈRE
MÉDAILLE DE BRONZE DE L'ASSISTANCE PUBLIQUE
LAURÉAT DES HÔPITAUX (PRIX D'OTOLOGIE 1904)

PARIS

G. Steinheil, Éditeur

2, rue Casimir-Delavigne, 2

1905

INTRODUCTION

EXPOSÉ DU SUJET

Le nerf spinal n'a, jusqu'à présent, guère eu d'intérêt pour l'otologiste : le facial attirait toute son attention parce que ses lésions sont plus fréquentes, ses troubles fonctionnels mieux observés.

Si l'on considère d'une part que le facial vit pour ainsi dire dans l'intimité de l'oreille et compatit immédiatement à ses lésions, alors que le spinal n'en est que voisin et n'est atteint qu'à distance par l'intermédiaire de *suppurations para-otiques* ; que, d'autre part, la paralysie faciale qu'on a sous les yeux est d'observation facile, alors que celle du spinal a besoin d'être recherchée avec soin, on s'explique sa rareté relative ou, peut-être mieux, le petit nombre d'observations où elle est notée.

On peut en effet se demander si l'on n'a pas mis bien souvent sur le compte d'irradiations douloureuses ou de torticolis symptomatique, la douleur névritique, la contracture névritique du sterno-mastoïdien, ou si, bien plus souvent encore, on n'a pas soupçonné leur existence, soit que le nerf ait été trop légèrement atteint, soit qu'assez rapidement les nerfs cervicaux ou les muscles synergiques aient établi une suppléance de la fonction.

Ni en neurologie, ni en otologie, la névrite spinale d'origine otique ne semble jusqu'alors avoir attiré l'attention. A peine est-elle mentionnée.

Cependant il ne faut pas chercher longtemps pour trouver des cas de *torticolis* dont la pathogénie semble incontestable pour avoir reçu le contrôle de l'autopsie. Dans plusieurs cas le spinal a été trouvé en plein foyer purulent.

Collinet (1), dans sa thèse, cite des faits de De Rossi, Tassel, Gibert, Hartmann, Jaymes, très démonstratifs à cet égard. Des observations, purement cliniques, de Gervais, Boullangier, Broca et Lubet-Barbon, sont presque aussi probantes. Dans ce même travail, l'auteur indique la compression possible du spinal au cours de suppurations consécutives aux phlébites de la jugulaire et aux abcès sous-sterno-mastoïdiens profonds, d'origine otique, mais ne signale pas la possibilité de cette compression dans la forme dite de Bezold.

Radzich (1889), comme pathogénie d'un torticolis consécutif à une otite moyenne sans suppuration cervicale, invoque l'existence d'une périadénite. Cette périadénite doit-elle expliquer l'irritation du muscle ou plutôt celle du nerf?

Gellé (1894), dans un mémoire « torticolis ab aure læsa », admet l'existence d'une névrite spinale pour expliquer certains cas de torticolis d'origine otique.

---

(1) P. Collinet. *Suppurations du cou consécutives aux affect. de l'or. moy., de la mast. et du rocher.* Thèse, Paris, 1897. Coccoz.

Brindel (1899), dans le journal de médecine de Bordeaux, relate un fait curieux de paralysie du voile d'un côté, avec otite tuberculeuse de l'autre, sans qu'il soit possible de tirer une conclusion pour notre travail.

En 1900, Politzer (1), dans son traité, et Georges Laurens (2) signalent la compression nerveuse du spinal par phlébite de la jugulaire et citent à l'appui les observations de Stacke et Kretschmann, Schwartze, Kessel, Beck, Wreden.

Paul Laurens (1904) insiste à nouveau sur ce point et ajoute à ces noms celui de Krönenberg.

Telles sont, énumérées dans l'ordre chronologique, les observations qui nous ont paru devoir servir à l'étude de la névrite spinale d'origine otique. Au point de vue de leur valeur documentaire, elles peuvent être ainsi groupées :

I. Signes d'otite. Signes de névrite (origine otique non admise). Pas d'autopsie.

II. Suppuration otique. Symptômes de névrite non reconnus tels cliniquement. Pas d'autopsie.

III. Suppuration otique. Symptômes de névrite, non reconnus cliniquement. Autopsie : altération évidente du spinal.

IV. Suppuration otique. Symptômes de névrite reconnus cliniquement (avec ou sans autopsie).

Ce dernier groupe, le seul qui possède des signes de certitude, nous servira presque exclusivement.

Nous y voyons surtout signalée la névrite spinale con-

---

(1) A. Politzer. *Traité des mal. de l'oreille.* Edit. allemande, 1891, p. 497.
(2) Georges Laurens. Septico-pyohémie otique. *Rapp. à la Soc. d'Otol.* 1900, Paris, Doin.

sécutive aux *thrombo-phlébites du sinus latéral, du golfe et de la jugulaire* ; mais dans deux cas observés personnellement nous avons trouvé la névrite spinale dans des *mastoïdites avec lésion de la pointe.*

Et, d'autre part, il y a des cas de névrite spinale ne relevant pas de ces processus : une *suppuration à distance,* une *compression ganglionnaire* doivent être alors invoquées.

Cette pathogénie, *l'anatomie normale* permettait de l'entrevoir ; nulle part cependant les anatomistes n'ont précisé les rapports réciproques de l'oreille et du spinal ; nulle part on ne s'est inquiété du retentissement possible sur celui-ci des lésions de l'appareil auditif. Récemment, cependant, M. Cunéo nous montrait que les ganglions lymphatiques tributaires de l'oreille entouraient le spinal, et pouvaient facilement le comprimer.

La compression n'est pas une cause unique d'altération. De par sa proximité avec l'oreille le nerf spinal a maints sujets d'être lésé. Du trou déchiré où il aborde le rocher jusqu'au sterno-cléido-mastoïdien où il pénètre, son trajet est sensiblement parallèle à l'axe de l'os pétreux.

Ne semble-t-il pas comme s'attarder dans cette zone dangereuse, dont le *plafond* peut, en des points variés, déverser sur lui le pus de l'oreille ou de ses annexes ? N'épouse-t-il pas d'abord le contour de la *jugulaire,* voisine dangereuse, susceptible de s'enflammer et ne s'approche-t-il pas de la *mastoïde,* plus dangereuse encore ? Dans ce trajet, il vit aux prises avec un autre écueil : les *ganglions lymphatiques,* dans une loge étroite qui rend plus intime son contact avec le pus, l'espace *sous-parotidien postérieur.*

A priori, cette simple disposition anatomique permettait d'admettre la paralysie du spinal d'origine otique.

.

Parce que le nerf spinal a une action prépondérante dans l'innervation du larynx et que d'autre part on l'a recherché pour l'anastomoser avec le facial, il était donné à un spécialiste oto-laryngologiste de s'inquiéter de sa lésion. Aussi est-ce à M. Lermoyez, notre maître en otologie, que nous sommes redevable de l'origine de ce travail sur les névrites spinales para-otiques.

Deux malades, que nous avons eu la bonne fortune d'observer dans son service, nous ont permis d'étudier ce sujet encore tout nouveau. Une note écrite, due à l'obligeance de notre maître, M. Sebileau, nous a été un document précieux pour le diagnostic différentiel de cette affection.

Bien que l'observation ait précédé nos recherches nous commencerons par l'exposé succinct de celles-ci.

La dissection de la région nous montrera les rapports du nerf avec l'oreille.

Des injections faites en différents points de l'organe nous expliqueront le trajet suivi par le pus.

Espérons enfin que la *clinique* servira de contrôle à cette étude, quand au cours des suppurations para-otiques, la névrite spinale sera *systématiquement recherchée*, si par une intervention hâtive elle n'a pas été *prévenue*.

CHAPITRE PREMIER

ANATOMIE

Le spinal (11ᵉ paire) est un nerf purement moteur.

Il naît de la moelle et du bulbe par deux racines qui cheminent séparément dans le crâne jusqu'au trou déchiré postérieur où elles s'unissent.

Sorti du crâne par cet orifice, l'unique tronc qui en résulte ne tarde pas à se diviser en deux branches. On peut donc, au point de vue de son étude anatomique, considérer au nerf deux portions : une portion *intra-cranio-rachidienne*, peu intéressante pour l'otologiste, et que nous envisagerons rapidement ; une portion *extra-cranienne ou cervicale* qui mérite quelque développement. Nous y étudierons successivement : *la région* traversée par le nerf, puis *le nerf.*

§ 1. — Portion intra-crânienne.

Par son *origine*, le spinal est à la fois un nerf crânien et un nerf rachidien. Il est en effet formé par la fusion de deux ordres de racines : racines bulbaires et racines médullaires (1).

Les *racines bulbaires* (3 à 6) naissent dans le sillon latéral du bulbe entre le faisceau intermédiaire et le corps restiforme. Leur limite supérieure répond à l'origine du pneumogastrique.

Les *racines médullaires* (6 à 7) sont implantées sur les côtés de la moelle cervicale, au niveau du cordon latéral, entre les racines rachidiennes antérieures et les racines postérieures. Elles sont situées à 2 ou 3 millimètres en avant de celles-ci. Leur limite inférieure est au niveau de la 4ᵉ ou 5ᵉ paire rachidienne. L'origine médullaire peut se prolonger plus bas : Holl a étudié ces variations d'origine (2).

De leur point d'émergence, les racines bulbaires se portent en avant et en dehors, vers le trou déchiré postérieur se réunissant en un seul faisceau.

Les racines médullaires, d'abord verticales, cheminent le long de la moelle (trajet vertébral) (3), passent par le trou occipital (trajet inter-cranio-vertébral), se fusionnent dans le crâne en une seule racine, qui rampe dans l'étage inférieur de la base du crâne, convergeant vers la racine bulbaire dans la direction du trou déchiré postérieur (trajet crânien). Nerf unique, le spinal traverse cet orifice (trajet intrapariétal).

Trajet vertébral. — Les racines médullaires cheminent

(1) POINCARÉ. *Leçons sur la physiologie du syst. nerv.*, t. III, p. 398.
(2) POIRIER. *Anatomie*, art. Neurologie, p. 895.
(3) DEBIERRE. *Anat. du syst. nerv.*, p. 913.

dans l'espace sous-arachnoïdien, en dehors du cordon latéral, en dedans du sac dural, en arrière du ligament dentelé qui les sépare des racines rachidiennes antérieures, en avant des quatre racines rachidennes postérieures, accolées à la première avec laquelle elles s'anastomosent souvent, et à la deuxième avec laquelle elles s'anastomosent parfois (1). Les renflements ganglionnaires signalés par Huber, Mayer, Vulpian, notés par Kazzander, Testut, Trolard, sont pour le moins exceptionnels.

Trajet inter-cranio-vertébral. — Les racines médullaires sont déjà toutes réunies les unes aux autres à leur traversée du trou occipital. Le tronc d'origine médullaire, dirigé en avant et en dehors, passe au-dessus de la première languette du ligament dentelé sur la face postéro-supérieure de l'artère vertébrale dirigée en avant et en dedans. Celle-ci donne à ce niveau la branche cérébelleuse inférieure qui monte verticale, croisant le spinal, soit devant, soit derrière. A quelques millimètres plus avant les filets de l'hypoglosse, dirigés directement en dehors, croisent à angle droit la face supéro-postérieure de la vertébrale.

Trajet crânien. — Dans le crâne, les deux racines médullaire et bulbaire convergent vers le trou déchiré postérieur, formant un angle aigu, cheminant dans la gaine arachnoïdienne commune au pneumogastrique et au glosso-pharyngien, sous la face antérieure du lobule du pneu-

---

(1) KAZZANDER. Ueber den Nervus accessorius Wilisii und seine Beziehungen zu den oberen Cervicalnerven beim Menschen und einigen Haussäugethieren. *Arch. f. Anat.*, Abth. 1891, p. 210.

LEROUX.   2

mogastrique, sur la face postérieure du tubercule occipital creusé d'une gouttière répondant au passage des trois nerfs.

Trajet intrapariétal. — Au niveau du trou déchiré postérieur, la racine médullaire a rejoint la racine bulbaire et le nerf spinal ainsi constitué occupe la partie moyenne de cet orifice entre le sinus latéral placé en dehors et le ganglion du pneumogastrique en dedans. Il est intimement uni à ce dernier (1). De la partie antéro-interne de ce trou, sort le glosso-pharyngien, séparé en dehors des organes précédents par un point fibreux, flanqué en dedans du sinus pétreux inférieur.

§ 2. — Portion extra-crânienne.

Devenu cervical, le spinal se divise en deux branches : la *branche interne,* petite, se jette dans la partie externe du ganglion plexiforme, non loin de son pôle supérieur ; la *branche externe,* plus volumineuse, se porte en bas et en arrière, traverse le muscle sterno-cléido-mastoïdien qu'elle innerve, apparaît à la partie supérieure du creux sus-claviculaire, s'épuise en branches motrices dans le trapèze. Cette branche externe s'anastomose constamment en arcade avec la 3ᵉ branche cervicale, au niveau du sterno-cléido-mastoïdien, en plexus avec les 3ᵉ, 4ᵉ, 5ᵉ branches cervicales au niveau du trapèze ; enfin dans quelques cas

____

(1) Custo. *Traité d'Anatomie humaine* de Poirier, chap. neurologie, p. 876.

exceptionnels, avec l'hypoglosse et le pneumogastrique (Lobstein).

Ces deux branches du spinal traversent une région en partie commune où le pus se forme ou se déverse, et où elles peuvent être lésées. Cette région, nous allons maintenant l'étudier. Nous verrons ensuite à préciser les rapports de chacune de ces branches en particulier.

1° La région du spinal. — Il y a, dit Sebileau, au niveau de la région parotidienne une loge glandulaire superficielle en contact avec la peau, séparée par l'apophyse styloïde d'une loge profonde sous-glandulaire, en contact avec le pharynx. Cette seconde est divisée transversalement par une aponévrose et un muscle tendus de la styloïde au pharynx formant ainsi deux compartiments : les espaces sous-glandulaires antérieur et postérieur.

L'espace sous-glandulaire postérieur doit seul nous occuper ici. Les *parois* en sont osseuses, aponévrotiques et musculaires et nous trouvons dans leur nature même les causes de *production du pus* (os), *de conduction* ou *de rétention du pus* (muscles et aponévroses).

a) PLAFOND. — Le plafond de la région est osseux et par lui très souvent la suppuration se fait jour. Il correspond d'ailleurs à la presque totalité du rocher et de l'os tympanal, logeant l'oreille interne et l'oreille moyenne, dont les lésions presque toujours en cause sont le point de départ de ces suppurations.

Sur l'os sec, ce plafond figure à peu près un triangle (fig. 1).

Des trois côtés : l'*externe* s'étend du bord postérieur

de l'apophyse mastoïde (non loin de l'orifice de la veine émissaire) à l'épine du sphénoïde, en passant par le trou stylo-mastoïdien. Le *postérieur* naît du bord postérieur de la mastoïde, passe entre le trou condylien antérieur et le condyle de l'occipital. Il se termine au-devant de lui. L'*antérieur* joint l'épine du sphénoïde au condyle

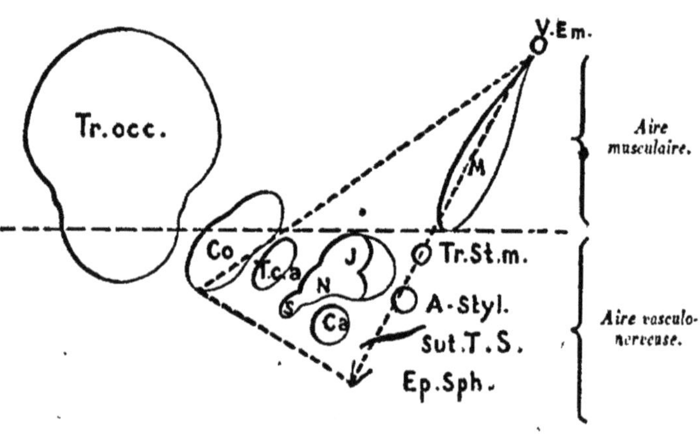

Fig. 1.

occipital en passant sur la partie antérieure du trou carotidien et la partie postérieure de la suture pétro-occipitale. Les *sommets* respectifs de chacun des angles sont : au niveau du bord postérieur de la mastoïde, à l'épine du sphénoïde et au-devant du condyle occipital. Ce dernier, en réalité, dépend moins de l'espace sous-parotidien que de la loge rétro-viscérale de Huschke. Une aponévrose sagittale sépare les deux régions. L'*aire* du triangle est intéressée par des orifices vasculaires et

par des empreintes d'insertions musculaires. Une ligne
fictive à direction frontale issue du bord antérieur de la
mastoïde sépare en effet deux champs : un *champ postérieur musculaire* (sterno-cléido-mastoïdien, splénius, petit
complexus, digastrique, droit latéral); un *champ antérieur vasculo-nerveux* comprenant au centre le trou
déchiré postérieur avec ses trois portions. Autour de lui
se groupent en dehors le trou stylo-mastoïdien, en dedans
le trou condylien, en avant le trou carotidien.

Le trou déchiré. — Nous ne décrirons pas avec détail
le trou déchiré postérieur dont l'anatomie a été complètement étudiée par Paul Laurens (1) et dont certains
points spéciaux seront à préciser quand nous étudierons la pathogénie des lésions du nerf à ce niveau. Nous
insisterons seulement ici sur sa topographie après l'avoir
dessiné rapidement.

Par l'endocrâne, c'est un orifice à grand axe dirigé
en avant, en dedans, en haut, creusé aux dépens du
bord postéro-inférieur du rocher et des masses latérales
de l'occipital (en arrière du tubercule occipital). Ses bords
sont festonnés par la présence d'épines qui réunies deux
à deux (celle d'un bord à celle du bord opposé) par des
points fibreux et osseux déterminent trois compartiments :
l'antérieur étroit est destiné au sinus pétreux inférieur;
le postérieur, par son bord interne s'élargit, devient lisse
et se relève en crête pour limiter le golfe, du sinus latéral; l'orifice intermédiaire de moyenne dimension est des-

____

(1) Paul LAURENS. *Thrombo-phlébite du golfe de la jugulaire.* Thèse, Paris,
1904. Rousset.

tiné aux nerfs mixtes: glosso-pharyngien en dedans, séparé par un ligament dure-mérien des pneumogastrique et spinal ; ce dernier est au contact direct du golfe de la jugulaire. Le trou déchiré, surplombé par une échancrure de la face cérébelleuse du rocher (fossette pyramidale et aqueduc du limaçon), surplombe le canal condylien creusé dans l'occipital (hypoglosse et veines).

Par l'exocrâne, le trou déchiré postérieur apparaît sous l'aspect d'un orifice plus large, ovalaire, à grand axe, presque transversal, légèrement oblique en dedans et en avant. Il est creusé aux dépens de la face exocrânienne postérieure du rocher qui forme la fosse jugulaire, et du bord externe des masses latérales de l'occipital auquel il doit son bord interne. L'épine jugulaire de ce bord sépare l'orifice du sinus pétreux inférieur de celui des nerfs.

Fosse jugulaire. — Le trou déchiré postérieur présente au niveau du golfe, des rapports importants avec l'oreille. La fosse jugulaire est en effet en rapport, dans sa moitié antéro-externe, avec l'*oreille moyenne* dont elle n'est séparée que par le plancher de la caisse (4 à 5 millimètres environ). Dans sa moitié postéro-interne, l'*oreille interne* et surtout le canal demi-circulaire postérieur sont à peu de distance, comme le montre Politzer dans deux figures de son traité (1). Quant à l'*oreille externe*, un plan sagittal passant par la partie la plus externe de la fosse jugulaire intéressant aussi le cadre tympanal, on peut

---

(1) POLITZER, *Dissection anatom. et histol. de l'organe auditif de l'homme,* p. 135, fig. 104 et p. 15, fig 11.

dire que le conduit auditif est entièrement en dehors de cette fosse.

De tous ces rapports normaux du golfe jugulaire, nous pourrons déduire facilement comment l'infection peut se propager des cavités de l'oreille au nerf spinal, soit directement, soit par la veine. Nous étudierons alors quelques anomalies qui favorisent encore l'infection.

Pour préciser la *topographie* du trou déchiré nous pouvons dire, d'après nos recherches faites à l'Amphithéâtre de Clamart, que le golfe de la jugulaire est généralement compris entre deux lignes frontales : la postérieure, née du bord antérieur de la mastoïde et passant en arrière du trou stylo-mastoïdien, du trou condylien antérieur et par la partie moyenne du condyle : l'antérieure, issue du bord antérieur de la styloïde, passant par l'orifice du trou déchiré destiné aux nerfs mixtes, les bords antérieurs du trou condylien antérieur et du condyle (voir fig. 1). Mais, ces rapports étant variables, on peut reculer ces limites, adopter la formule plus générale de Laurens et inscrire le trou déchiré entre deux plans verticaux et transversaux passant l'un par le bord antérieur, l'autre par le bord postérieur du méat osseux auditif externe.

Orifice des nerfs. — On doit encore ajouter que l'orifice nerveux des nerfs mixtes semble bien indiqué par une ligne parallèle à ces plans et issue de l'épine Henle. Mesurée sur l'os sec, la distance qui sépare la pointe de la mastoïde de cet orifice nerveux est de 3 centimètres, soit le quart du diamètre bi-mastoïdien.

Sur l'os recouvert des parties molles, on obtient un

chiffre variant entre 4 centimètres et 4 centimètres et demi. Si on joint la pointe de la mastoïde à la tubérosité occipitale externe, un plan sagittal passant par le milieu de cette ligne l'intéresse et passe par la partie. externe du condyle occipital. L'apophyse transverse de l'atlas, bon repère pour le golfe, est infidèle pour les nerfs qui sont situés en dedans en un point non déterminable par ce rapport.

En résumé, les nerfs mixtes se trouvent assez exactement à la jonction d'une droite frontale issue de l'épine de Henle, avec une droite sagittale née de la moitié de la ligne masto-inienne.

b) Parois. — Les parois de l'espace sous-glandulaire postérieur ne sont pas verticales; leur direction est commandée par celle des muscles.

La *paroi postérieure* est formée, dit Sebileau (1), de deux colonnes osseuses adjacentes; l'une interne, vertébrale; l'autre externe, mastoïdienne.

Le massif osseux vertébral, composé des masses latérales de l'atlas, des apophyses transverses de l'axis et de celle des vertèbres sous-jacentes est recouvert par les muscles petit et grand droit antérieur et long du cou. Ce dernier s'étend jusqu'au delà de la région carotidienne et épouse de ce fait la convexité antérieure de la colonne cervicale. Le nerf spinal passe obliquement à quelques centimètres au-dessous de l'apophyse si saillante de l'atlas (repère à ce niveau). Les apophyses des autres vertèbres

-----

(1) P. Sebileau. *Démonstrations d'anatomie*, p. 73. Paris, G. Steinheil, 1892.

sont toujours éloignées du nerf par suite de leur moindre volume, de la convexité antérieure de la colonne et surtout de l'obliquité déjà très marquée en dehors et en arrière du nerf.

Gellé fait remarquer la coïncidence possible de lésions tuberculeuses de l'oreille et des vertèbres cervicales (1) pouvant déterminer du torticolis d'ordre divers. Il paraît évident que le spinal a dans ces faits deux risques d'être atteint : par la suppuration otique et par les lésions vertébrales.

Le massif mastoïdien est formé en haut par l'apophyse mastoïde, recouverte en arrière par les muscles trapèze splénius, petit complexus; en dehors par le sterno-mastoïdien; en dedans par le ventre postérieur du digastrique. En réalité, les muscles insérés en arrière seuls prennent part à la formation de la paroi postérieure. Le sterno-mastoïdien, en effet, devenu charnu, s'étale dans le sens sagittal, descend en bas et en avant pour former la *paroi externe*.

Quant au digastrique il prend part, avec les muscles du bouquet de Riolan, à la constitution de la *paroi antérieure*.

L'anatomie de l'apophyse mastoïde mériterait un long développement. Nous la détaillerons en exposant le mécanisme des perforations de la mastoïde. Signalons seulement ici que le spinal passe à 2 centimètres à peine en dedans d'elle, et croise sa pointe à deux travers de doigt au-dessous d'elle (3 centimètres et demi environ).

---

(1) Gellé. Torticolis ab aure læsa. *Soc. de biol.*, 10 nov. 1894.

Le sinus sigmoïde, mais bien plus les cellules mastoïdiennes, sont ici les principales sources d'infection. Les
orifices de la fissure tympano-mastoïdienne et les canaux
veineux anastomotiques entre les circulations intra et
extra-crânienne la transmettent au nerf.

Tandis qu'au niveau du plafond, la région ne compte que
trois parois, elle en présente quatre dans ses portions
moyenne et inférieure. En effet, la paroi interne, d'abord
négligeable, s'est considérablement développée par ce fait
que les muscles styliens (paroi antérieure) s'insèrent en
même temps de plus en plus en bas, en avant, et en dehors à leurs organes respectifs : le pharynx, la langue,
l'hyoïde ; si bien que le plan formé par ces muscles re-
garde très obliquement en avant, en haut et en dehors.
Cette paroi est complétée par le constricteur du pharynx
et l'espace cellulaire de Huschke.

Vers l'angle du maxillaire, la parotide n'existe plus :
il n'y a plus d'espace sous-glandulaire. Il se continue
inférieurement sans démarcation avec une région moins
bien limitée, confinant à la région carotidienne supérieure et à la région sus-claviculaire. Elle est recouverte
en partie par le sterno-mastoïdien obliquant vers la ligne
médiane. Le bord postérieur de ce muscle forme avec
le bord antérieur du trapèze l'angle supérieur du triangle sus-claviculaire. Dans cet angle passe le spinal dirigé en bas et en arrière. Les muscles splénius, angulaire,
scalènes, dirigés obliquement dans le même sens, s'éta-
gent dans le fond de la région.

Aponévroses. — Si la loge sous-parotidienne postérieure semble bien individualisée par des plans muscu-

laires, elle n'est cependant pas hermétiquement close par
des aponévroses résistantes.

En arrière, il est vrai, l'aponévrose profonde tapisse
transversalement les muscles prévertébraux pour aller
rejoindre l'aponévrose superficielle dans l'intervalle des
muscles sterno-mastoïdien et trapèze. En dehors, l'aponévrose superficielle se dédouble pour engainer le sterno-
cléido-mastoïdien et lui former une enveloppe complète,
épaisse au-dessus du peaucier, mince et celluleuse à son
niveau.

En avant les aponévroses se comportent différemment
suivant la profondeur.

En avant et en dehors, c'est la bandelette résistante
d'insertion faciale de Richet qui limite la loge entre la
gaine du sterno-mastoïdien dont elle émane et l'aponévrose
massétérine où elle se perd. Supérieurement élargie, elle
se fixe à l'apophyse mastoïde, au conduit auditif cartilagineux. Inférieurement effilée, elle se continue à la surface avec l'aponévrose superficielle, en profondeur avec
la bandelette maxillaire.

En avant et vers la partie moyenne, c'est en effet la
bandelette maxillaire qu'on rencontre. Par sa base, elle
s'attache à l'aponévrose du sterno-mastoïdien et recouvre
le ventre postérieur du digastrique et l'apophyse styloïde.
Par son sommet, elle se fixe à l'angle du maxillaire. Elle
se continue en dedans avec les insertions du stylo-glosse
et du ligament stylo-maxillaire.

En avant et en dedans, il n'y a pas de feuillet profond,
mais de minces lamelles conjonctives sur les muscles
styliens. De sorte qu'une injection poussée dans l'espace

sous-parotidien postérieur ne peut pénétrer cette paroi antérieure en dehors, tandis qu'en dedans elle passe au dessus de l'apophyse styloïde, se dirige vers le pharynx dans l'espace sous-parotidien antérieur, en dissociant les muscles du bouquet de Riolan.

En dedans enfin, c'est l'aponévrose pharyngienne.

Outre ces aponévroses qui limitent l'espace, il est des dépendances de l'une d'elles qui le divisent. De l'aponévrose moyenne, en effet, émane transversalement une cloison qui forme une gaine aux gros vaisseaux et se perd en dedans sur le pharynx. D'où résulte la formation de trois cavités : pré-vasculaire, vasculaire, rétro-vasculaire.

Une autre cloison antéro-postérieure, se porte de la gaine des vaisseaux, sur l'aponévrose profonde, limitant avec celle du côté opposé l'espace rétro-viscéral de Huschke (Escat).

Le nerf et ses branches. — 1° Tronc. — L'anatomie topographique de la région, si utile à l'étude du trajet des fusées purulentes nous étant connue, il nous est facile d'étudier le nerf lui-même dans les différents rapports qu'il affecte, tant avec les parois de cette loge, qu'avec les organes qui y sont compris. La dissection nous a permis de préciser ou de vérifier les descriptions des auteurs classiques.

Né à peu près à égale distance de la ligne médiane et de la pointe mastoïdienne (soit 3 centimètres), le nerf spinal, vu la direction du trou déchiré postérieur en avant et en dedans, se trouve situé sur la face antérieure et interne de la jugulaire. Des trois nerfs qui passent par cet orifice, le spinal est celui qui affecte les RAPPORTS LES plus étroits avec cette veine. Il descend sur sa face interne et lui est si intimement uni qu'il semble faire corps avec sa paroi. L'adhérence est bien plus forte que celle du pneumogastrique car, si au niveau du trou déchiré on exerce des tractions sur le bout périphérique de ce dernier, on mobilise la veine. Mais cette mobilisation devient pour ainsi dire nulle après section de son anastomose avec le spinal. C'est donc surtout par cette anastomose que le pneumogastrique adhère à la veine.

La dissection montre bien d'ailleurs que des trousseaux fibreux résistants unissent le spinal à la veine au moins jusqu'à ce que le nerf ait atteint le ganglion plexiforme.

2° Branches. — Aussitôt sorti du trou déchiré, parfois même à ce niveau, le spinal se divise : *sa branche interne* se jette par le plus court trajet dans le pneumogastrique près du pôle supérieur de son ganglion. Il est croisé à ce niveau par le rameau auriculaire ou de la fosse jugulaire qui se porte en dehors. Plus en avant et en dedans descend le glosso-pharyngien. En arrière et en dedans descend le grand sympathique (ganglion cervical supérieur).

La branche externe forme avec la précédente un angle plus ou moins ouvert en bas. Elle présente dans son trajet deux variétés.

Tantôt elle passe en arrière, tantôt elle passe *en avant* de la jugulaire. Ce dernier type nous a paru presque constant au cours de nos dissections.

Dans les deux variétés la branche externe du spinal contourne la partie inférieure du golfe de la jugulaire,

mais les rapports avec les organes voisins varient selon
le cas considéré.

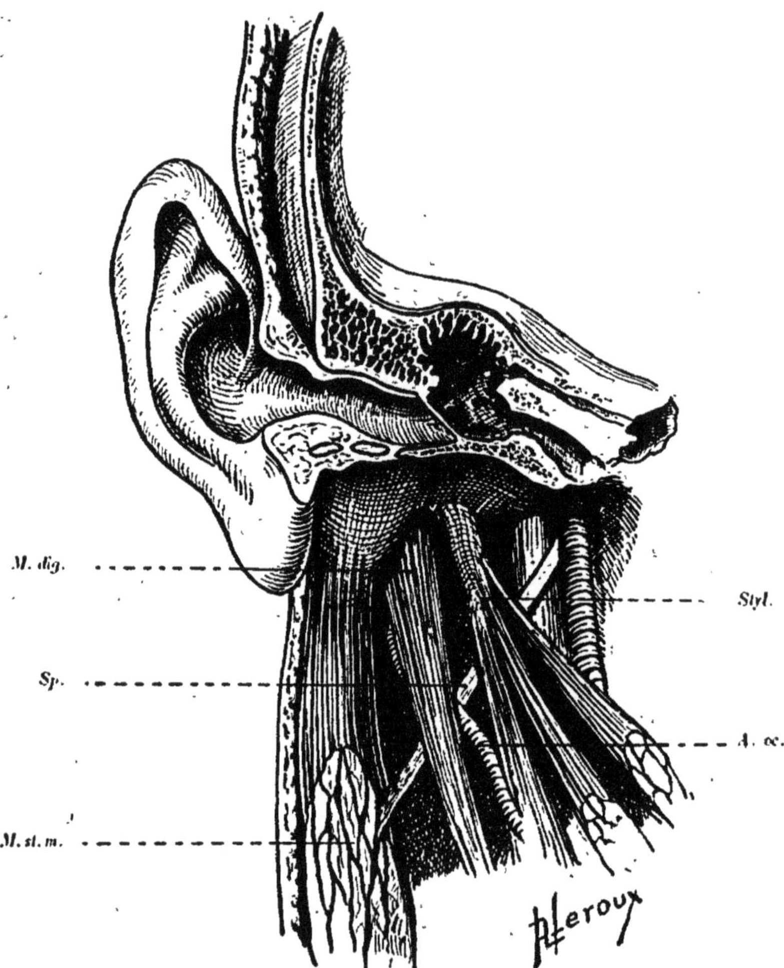

Fig. 2. — Spinal. Variété antérieure.

Variété antérieure. — Dans la *variété antérieure,* la

branche externe se sépare de la branche interne sous un angle aigu si peu ouvert qu'il lui reste accolé pendant quelques millimètres. Ce nerf longe ensuite en dehors le pôle inférieur du ganglion du pneumogastrique, puis contourne les faces antérieure et externe de la jugulaire. Il passe ainsi au-dessous du point d'abouchement du sinus pétreux inférieur qui, devenu veineux, le sépare de la carotide interne. L'artère pharyngienne ascendante donne en général une branche méningée qui monte devant lui.

Après ce long contact avec la veine, le nerf continue sa direction en bas, en dehors et en arrière. Il passe alors sur la face postérieure de l'apophyse styloïde et des muscles qui s'y insèrent : il croise à angle droit les faisceaux déjà charnus du stylo-pharyngien et se trouve à son contact direct, tandis qu'il est plus ou moins éloigné des muscles stylo-glosse et stylo-hyoïdien. A ce niveau, il est séparé du facial et de l'artère stylo-mastoïdien par toute l'épaisseur de l'apophyse styloïde, les muscles et ligaments qui s'y insèrent, et une aponévrose.

Variété postérieure. — Dans la *variété postérieure*, les deux branches du spinal se séparent sous un angle aigu très ouvert, presque à angle droit, et la branche externe suit les faces interne, puis postérieure de la jugulaire. Il croise à ce niveau la direction des muscles prévertébraux avant d'arriver sur la face externe de la veine.

De la différence de ces deux trajets, on peut conclure que dans la variété antérieure, le CONTACT DU NERF AVEC LA VEINE étant plus étendu, l'inflammation veineuse peut se transmettre au nerf avec plus de facilité.

Arrivé sur la face postéro-externe de la veine, la branche externe du spinal se dirige par le plus court trajet vers le faisceau profond du sterno-cléido-mastoïdien. Il chemine d'abord entre le splénius et le ventre postérieur du digastrique. Si on examine la région cervicale latéralement après avoir recliné le sterno-cléido-mastoïdien, on constate que le spinal croise le digastrique vers son tiers supérieur. Il forme, avec la direction de ce dernier muscle, un angle très ouvert dont la bissectrice serait assez bien représentée par la grosse veine jugulaire qui apparaît dans la profondeur. Contre cette veine sont appliqués deux ou trois ganglions lymphatiques en continuité avec les ganglions sous-sterno-mastoïdiens. Si bien que le *spinal entouré complètement de ces ganglions peut* ÊTRE COMPRIMÉ par eux dans les inflammations de l'oreille dont ils sont tributaires.

Le nerf spinal n'est pas plus en rapport avec l'artère carotide externe qu'avec le nerf facial. Il en est séparé par le volet musculo-aponévrotique formé par les muscles styliens, le digastrique et leurs aponévroses. Il est cependant en rapport avec quelques filets nerveux du facial destiné au ventre postérieur du digastrique.

Ses connexions avec l'*artère occipitale* sont plus importantes. Née de la carotide externe vers l'angle de la mâchoire, l'artère occipitale se dirige en haut et en arrière en suivant le bord postérieur du ventre postérieur du digastrique. Elle ne tarde pas à y rencontrer le spinal. La face profonde de l'artère est croisée perpendiculairement par le nerf, presque *au-devant de l'apophyse transverse de l'atlas.* A ce niveau elle peut être en contact et anastomosée même avec la vertébrale. Puis l'artère occipitale se dirige en dehors entre les insertions du sterno-mastoïdien et du digastrique, sur le sommet de la mastoïde où elle laisse son empreinte. Au delà, elle s'engage sous le splénius et apparaît sur l'occipital entre les insertions du sterno-mastoïdien et du trapèze.

Parmi ses branches, une artère sterno-mastoïdienne pénètre en général avec le spinal dans le muscle (Zuckerkandl). Une artère méningée postérieure remonte souvent dans le crâne par le trou déchiré postérieur (Cruveilher). L'artère occipitale et sa veine satellite cheminent dans un tissu cellulaire tassé qui leur forme une véritable GAINE VASCULAIRE, comme Ombredanne a pu en décrire une au niveau du périnée. *Il est probable que le pus des mastoïdites de Bezold suit cette voie pour venir léser le spinal.*

L'artère auriculaire postérieure n'est en rapport avec le spinal que lorsqu'elle naît de l'occipitale. Anormalement aussi l'artère stylo-mastoïdienne qu'elle donne, peut pénétrer dans la caisse par sa paroi inférieure et est alors très proche du spinal (Hyrtl).

Le spinal aborde le muscle sterno-mastoïdien à deux travers de doigt au-dessous de la mastoïde (Laurens). Elle pénètre le chef cléido-occipital profond, suivant une ligne qui prolongerait le bord inférieur du maxillaire inférieur.

Farabeuf, Maubrac signalent la présence d'un orifice intra-musculaire pour le passage du nerf. De fait, au cours de nos injections, nous avons pu voir nettement le *liquide pénétrer par cet orifice.*

Au delà du sterno-mastoïdien, la branche externe descend dans la partie supérieure du triangle sus-clavier, puis sur la face antérieure du trapèze, dans les faisceaux supérieur et moyen duquel il s'épuise en rameaux terminaux. Ces branches sont toujours anastomosées avec les nerfs cervicaux.

CHAPITRE II

DIVISION DU SUJET. — TROIS FORMES DE NÉVRITE.

Si le *spinal* nous apparaît dans les classiques (Cruveilhier, Sappey, Testut, Poirier) comme un nerf autonome schématiquement composé de deux racines et divisé en deux branches, il n'en va plus de même si l'on remonte aux origines de son histoire anatomique ou si on examine les différentes conceptions fondées sur l'observation clinique ou l'expérimentation physiologique.

Peu de nerfs en effet ont été le sujet d'autant de divergences d'opinion entre les auteurs que nerf le spinal. Cela est vrai surtout quand il s'agit de rapporter à ses branches tout ce qui leur est dû de racines ou de donner assez d'extension à leurs divisions.

Galien, qui n'avait sur lui que des connaissances fort incomplètes, le considérait comme un rameau du pneumogastrique (sixième paire de Galien).

Willis, le premier, le décrit comme nerf particulier ayant une origine et une distribution distincte du pneumogastrique (nerf accessoire de Willis). Mais pour cet auteur, les filets médullaires sont seuls (1) regardés comme les origines du spinal, les filets bulbaires étant tributaires du pneumogastrique. La limite de leurs origines est au niveau de la première paire cervicale.

Scarpa devait rendre au spinal tous les filets nerveux venus du bulbe, reportant ainsi la limite séparant les nerfs X et XI du court intervalle où passe habituellement l'artère cérébelleuse postérieure. Pour lui, l'accessoire de Willis (né médullaire) existe bien, mais renforcé par des filets (nés bulbaires), les uns et les autres pouvant prendre part à l'anastomose du pneumogastrique.

Cette conception du spinal acceptée par Sœmmering et Vicq-d'Azyr, le nerf forme dès lors la onzième paire crânienne.

Cependant Bischoff, dans un travail remarquable, s'appuyant d'une part sur l'anatomie humaine et comparée, d'autre part sur l'expérimentation physiologique directe avança cette proposition « que le pneumogastrique (nerf sensitif) et le spinal (nerf moteur) se trouvent entre eux dans le même rapport anatomique et physiologique que les deux racines d'une paire rachidienne » (2).

S'appuyant sur les mêmes faits et par la même méthode, Cl. Bernard soutint avec succès l'opinion opposée et sa grande autorité fit universellement accepter l'autonomie du spinal.

Aujourd'hui cependant, on semble tendre au retour en

----

(1) Bischoff puis Longet avaient donc tort de reprocher à Willis de ne pas avoir signalé l'anastomose d'un nerf qu'il n'avait pas décrit.

(2) Bourgery et Jacob. *Atlas d'Anatomie*, t. III, p. 238.

arrière, et certains auteurs souhaitent voir modifier la nomenclature de Sœmmering, pour ne *faire du spinal qu'une simple racine du pneumogastrique, en lui enlevant son autonomie* (1).

Il n'en saurait être ainsi du moins que pour sa branche interne la branche externe jouissant vis-à-vis d'elle d'une indépendance presque complète sinon absolue. Cette indépendance est mise en évidence par une série de preuves tirées tant de l'anatomie humaine et comparée que de la physiologie.

L'anatomie comparée nous enseigne en effet que : les poissons et les amphibiens sont dépourvus de spinal, que les reptiles et les oiseaux ne possèdent que la branche interne et que chez les mammifères seulement apparaît la branche externe.

L'anatomie humaine nous apprend d'autre part que :

La racine interne naît du myélencéphale, comme le pneumogastrique, tandis que la racine externe naît de la moelle comme un nerf cervical.

Van Gehuchten a démontré récemment que les fibres d'origine bulbaire naissaient du noyau de l'aile grise en même temps qu'une partie des fibres motrices du pneumogastrique. D'ailleurs les dissections de Bendz, Spence, Cl. Bernard avaient déjà prouvé que les fibres médullaires étaient destinées exclusivement à la branche externe, tandis que les fibres bulbaires allaient former la branche interne.

Sur des pièces macérées et convenablement préparées,

____

(1) Cuneo. Chap. Neurologie, in *Anatomie* de Poirier, p. 896

on peut montrer qu'il n'y a qu'*accolement* des branches originelles du spinal dans une même gaine et que les fibres bulbaires sont destinées à la branche anastomotique interne du pneumogastrique.

Les preuves fournies par la *physiologie* séparent encore mieux les deux branches de ce nerf. Les mouvements du voile du palais et du larynx n'ont pas été de tous temps attribués à la branche interne. C'est du glosso-pharyngien, du trijumeau, mais bien plus souvent du facial et du pneumogastrique qu'on faisait dépendre l'innervation vélo-palatine. Et pour un grand nombre d'auteurs c'était encore le pneumogastrique qui commandait la motricité du larynx.

Sans rapporter les discussions nombreuses émises au sujet de l'innervation de ces deux organes, disons cependant qu'assez lentement, sous l'influence de Volkmann, de Heine, de Grabower en Allemagne; de Reid, Bevoor et Horsley en Angleterre; de Debrou, Vulpian, Chauveau en France, la question est peu à peu sortie de sa confusion.

C'est plus récemment à M. Lermoyez qu'il appartient d'avoir dégagé la part qui revient au spinal dans *l'inner-vation du voile et du larynx*. Dès lors il apparaît manifestement que la branche interne de ce nerf fait mouvoir tous les muscles laryngés à l'exception du crico-thyroïdien et les muscles du voile sauf le péristaphylin externe.

Si on admet en outre avec Arthus que les fibres modératrices du pneumogastrique ont leurs cellules d'origine dans les noyaux du spinal, on peut ajouter à ce nerf une action dans le *ralentissement des mouvements du cœur* (1).

Quant à la branche externe sa physiologie est incontestée. Les muscles *sterno-mastoïdien et trapèze* sont sous son influence.

C'est à Réthi qu'il appartient d'avoir montré avec netteté l'indépendance physiologique de ces deux branches et d'avoir dénoncé la cause des différentes erreurs d'observations. Des racines originelles, non encore groupées du pneumogastrique et du spinal, cet auteur fait trois parts :

La portion inférieure, bulbaire (ancien accessoire de Willis) donne la branche externe. La portion supérieure répond à l'origine du pneumogastrique. Quant à la portion moyenne elle fournit la branche interne anastomotique.

Ainsi s'explique la variabilité des symptômes observés suivant que la lésion porte sur tel ou tel, où sur l'ensemble de ces rameaux :

1° Le spinal peut être lésé avec des troubles isolés dans la motricité des *sterno-mastoïdien et trapèze* ;

2° Par contre les *troubles du larynx et du voile* peuvent exister seuls ;

3° Il peut enfin y avoir *association des différents troubles*.

Nous étudierons à part les manifestations cliniques des lésions de ces deux branches.

Nous les nommerons *simples* quand elles traduiront les lésions de la branche externe, dont le trajet peut être suivi isolément de son origine à sa terminaison et dont les symptômes ne prêtent à aucune discussion ;

---

(1) ARTHUS. *Physiologie*, 1902, p. 81.

complexes, quand elles traduiront les lésions de la branche interne qui emprunte pour se rendre au larynx et au voile, la voie complexe du pneumogastrique. Sur leurs symptômes d'aucuns pourraient encore discuter;

complètes, quand elles traduiront à la fois les lésions des deux branches.

Ici nous verrons la part de motricité qui revient de droit au spinal et ce sera *une preuve nouvelle à l'appui de la physiologie de ce nerf*.

CHAPITRE III

CARACTÈRES COMMUNS AUX TROIS FORMES

S'il est nécessaire de *diviser* l'étude des *caractères particuliers* que présente chacune de ces formes, il semble qu'on puisse, tant au point de vue de leurs étiologie et pathogénie, qu'au point de vue anatomo-pathologique, *grouper leurs caractères communs* dans un même chapitre.

§ 1. — Étiologie.

Fréquence. — Loin de vouloir exagérer la fréquence de la névrite spinale d'origine otique, nous dirons seulement qu'elle n'est pas absolument rare. Dans le cadre des paralysies du nerf spinal, quels qu'en soient la nature et le siège, la névrite périphérique spinale par lésion de l'oreille semble tenir une large place.

Par rapport aux autres névrites d'origine auriculaire (pneumogastrique, glosso-pharyngien, grand hypoglosse, grand sympathique, plexus brachial) la névrite spinale *est assez fréquente*. Elle l'est peu par contre, si on la compare à celle du facial.

Il n'est guère possible quant à présent d'établir de statistiques, son observation est de date trop récente. Les faits que nous avons relevés ne sont pas assez explicites pour nous l'imposer sans conteste.

La marche de l'otite primitive, la *forme* de la complication sont fonction de sa fréquence.

1° *Marche de l'otite.* — C'est dans les *otites aiguës* ou *subaiguës*, celles qui n'excèdent pas 15 jours à 3 semaines, qu'on l'observe surtout. On peut ajouter quelques cas d'otite chronique où l'affection sous une influence mal déterminée s'était *réchauffée*. De ces faits on peut conclure au point de vue pathogénique que la *virulence* du pus est souvent à incriminer.

2° *Forme de la complication.* — S'il est possible qu'on la rencontre dans toute lésion de l'oreille ou de ses annexes, otite moyenne, ostéo-périostite aiguë ou chronique, c'est cependant au cours des complications *par phlébite ou thrombo-phlébite* (périphlébite, abcès périphlébitique) qu'on l'observe principalement. On la signale ensuite avec une moindre fréquence, bien qu'elle nous ait paru spécialement intéressante dans ces cas, dans les *suppurations de la mastoïde* et des *ganglions* : ces ganglions pouvant d'ailleurs s'enflammer dans toute lésion de l'oreille.

Age. — Les causes de cette névrite varient avec l'*âge*.

Si l'on peut invoquer l'origine par inflammation veineuse, qu'il s'agisse d'enfant, d'adulte ou de vieillard, il n'en est pas de même dans les suppurations mastoïdiennes. La mastoïdite à craindre pour les lésions du spinal : *la mastoïdite de Bezold,* exceptionnelle chez l'enfant, est *de plus en plus fréquente avec l'âge*.

Par contre le système lymphatique si développé chez

l'*enfant* prédispose singulièrement à l'*engorgement gan-glionnaire*, partant à la compression du spinal.

D'une façon générale cette névrite spinale otique nous parait cependant moins fréquente chez les enfants que chez les adultes qui fournissent la plupart des obser-vations. Signalons enfin que ces névrites, répondant en cela aux lésions de l'oreille, sont notées surtout chez l'homme, et que le côté droit est le plus souvent intéressé.

§ 2. — Pathogénie.

Au cours des suppurations otiques, la névrite spinale peut être engendrée par deux mécanismes : l'*inflammation* et la *compression*.

Inflammation. — Elle peut se propager à *distance* ou *directement*. Dans ce dernier cas la compression s'y associe.

a) INFLAMMATION A DISTANCE. — Née de l'oreille et de ses annexes, l'inflammation peut, semble-t-il, se porter au nerf par deux voies : *la voie lymphatique* et *la voie vei-neuse*.

1° *La voie lymphatique* est cependant illusoire, du moins en ce qui concerne l'inflammation à distance. Il est bien admis et prouvé par les interventions et les autopsies que les vaisseaux lymphatiques de l'oreille se rendent dans les ganglions sous-sterno-mastoïdiens. D'autre part les travaux de Key et Retzius (1) ont bien montré que les nerfs crâ-

____

(1) KEY et RETZIUS. *Studien, in der an. des Nervens systems u. des Bindes-gewebes.* Stockholm, 1875 et 1876, t. II, tab. XV.

niens sont entourés d'une gaine lymphatique endothé-
liale facile à voir par nitratation, et qui communiquent au
niveau du cerveau avec les espaces de Virchow-Robin et
de His.

Mais ces gaines sont absolument indépendantes du système lymphatique général, et ne peuvent avoir avec les
lymphatiques de l'oreille que des rapports de contiguïté.

Il y a sans doute une réserve à faire pour les cas de
thrombo-phlébite ou d'abcès du sinus, où les espaces péri-
adventiels, puis adventiels peuvent être intéressés par l'infection.

2° *La voie veineuse* a une existence bien prouvée. Les
travaux de Quénu et Lejars(1), confirmés récemment par
ceux de Tonkoff(2) et de Bartholdi montrent que tout nerf
est accompagné d'une veine satellite, et d'une veine propre, exclusivement destinée au nerf. Comme le système
artériel est calqué sur le système veineux, artère et veine
se résolvent en fins capillaires, dans le névrilemme et pénè-
trent les faisceaux nerveux les plus volumineux. Ainsi
s'explique l'apport facile au nerf de germes infectieux de
l'oreille.

Quénu indique une pathogénie analogue pour expliquer la névrite sciatique(3). N'est-il pas admissible que la

---

(1) QUÉNU et LEJARS. *Étude sur le syst. circul.* Paris, G. Steinheil, 1894,
p. 69. — Étude anat. sur les vaisseaux sanguins des nerfs. *Arch. de neurologie,* janvier 1902.

(2) TONKOFF. Sur les artères nourricières des nerfs et des plexus nerveux
chez l'homme. *Vratch,* 1897, vol. XVIII.

(3) QUÉNU. De la névrite sciatique chez les variqueux. *Soc. de chirurgie,*
t. XIV, p. 130.

douleur des névrites soit due à la compression des fais-.
ceaux nerveux par les veines interfasciculaires frappées
elles aussi de phlébite?

b) Inflammation directe. — Elle est en raison d'une
solution de continuité de l'appareil auditif. Qu'elle siège
au niveau du toit ou du plancher de la caisse, de la face
interne de la mastoïde, etc.... nous pouvons dire en mo-
difiant une phrase de Broca, que l'ostéite est l'intermédiaire à peu près obligé entre l'otite d'une part, la névrite
spinale de l'autre. La *nécrose,* la *fistule,* l'*abcès* sont les
trois étapes de l'infection ; non forcément, car au niveau du
trou déchiré postérieur, le nerf spinal est au contact direct
du foyer de nécrose. Ici, deux étapes sont supprimées et
l'infection gagne du temps.

Le cholestéatome ailleurs la favorise, mais souvent la
tient cachée, jusqu'à ce qu'un organe plus sensible, la
veine, les méninges la dénoncent. Dans ce cas ce n'est
plus l'ostéite, mais la phlébite, la pachyméningite qui servent d'intermédiaires entre l'otite et la névrite spinale.

Lorsque les produits septiques se sont introduits dans
la jugulaire, il se forme ordinairement un trombus résul-
tant de l'altération de la tunique interne. Ce trombus peut
limiter pour un temps du moins l'extension des lésions
du côté de la circulation générale ; mais la paroi veineuse,
dans la région atteinte, s'altère assez rapidement et à
l'endophlébite par propagation s'ajoute une périphlébite
plastique. Le tissu cellulaire de la gaine des vaisseaux est
envahi le premier, s'étend de proche en proche au périnèvre, au tissu conjonctif interfasciculaire, donnant lieu à
une névrite interstitielle.

Cependant la structure de la fibre nerveuse, la présence de la gaine conjonctive qui entoure et protège la partie essentielle ou cylindraxe, sont un véritable rempart contre un grand nombre d'altérations. L'absence de vaisseaux dans le périnèvre (Robin) garantit dans une certaine mesure le nerf contre l'inflammation, et lui permet de séjourner longtemps dans des parties affectées d'inflammation ou d'autres dégénérescences pathologiques.

Un long contact est donc parfois nécessaire pour que le pus agissant par infection ou compression puisse intéresser le nerf, surtout si la virulence est atténuée.

Compression. — La compression agit rarement isolément, mais souvent se surajoute à l'inflammation.

Nous étudierons la compression :

1° au niveau d'un abcès ;

2° au niveau des ganglions ;

3° au niveau d'un orifice osseux ou musculaire.

1° Lorsqu'un *abcès* se forme au contact du nerf, celui-ci, entouré de graisse et mobile, se dérobe facilement, au début du moins.

2° *Au niveau d'un ganglion enflammé* le nerf a moins de tendance à se déplacer, il se forme des adhérences, suivant un processus analogue à celui du diverticule de traction et peu à peu plusieurs ganglions peuvent enserrer le nerf.

3° *C'est dans un orifice* que la compression s'exerce le mieux, surtout si cet orifice est inextensible, osseux. Tandis qu'ailleurs « l'élasticité du nerf est une sauvegarde », ici les lésions sont beaucoup plus graves et plus persistantes, parce qu'elles portent sur des troncs *en rapport avec des os.* Dans ces circonstances les nerfs sont plus solidement maintenus en place et ils sont contraints d'avoir leur part dans les lésions qui atteignent la région.

D'autre part, le nerf enflammé exerce une auto-compression, l'infection est plus facile parce que l'enveloppe lymphatique et l'enveloppe conjonctive, plus étroitement serrées, participent mieux à l'infection. La barrière n'existe plus, le névrilemme est atteint.

Dans l'*orifice musculaire* du sterno-mastoïdien, la pathogénie est la même bien que la lésion soit très atténuée. Ici, point de voisinage d'ostéite, mais des fibres musculaires qui sous l'influence d'une pression excentrique tendent à se rapprocher parallèlement en resserrant l'orifice musculo-tendineux.

§ 3. — Anatomie pathologique.

Bien qu'en général les lésions dues à la compression s'associent à celles qui relèvent de l'infection, nous pourrons étudier séparément les lésions de chacune d'elles.

Lésions dues à la compression. — Weir-Mittchell a montré qu'une pression de 50 centimètres de mercure exercée sur un nerf à l'aide d'un tube de 2 millimètres de diamètre suffisait à produire des désordres tellement graves qu'il était parfois difficile de retrouver aucune fibre (1). En général cependant des dommages si considérables ne sont pas à craindre ici. Le nerf est aplati, réduit de vo-

---

(1) BROUARDEL et GILBERT. *Traité de médecine.* t. X, p. 61.

lume au niveau de la compression. Il se renfle au-dessus et quelquefois au-dessous. Tantôt anémié, il est parfois au contraire rouge présentant des altérations de congestion ou de névrite.

Au microscope on trouve de la dilatation vasculaire, une tendance à la segmentation de la myéline et un nombre variable de gaines de Schwann rétractées.

Selon l'étendue du processus il peut y avoir *restitutio ad integrum* ou processus de névrite chronique.

Lésions dues à l'infection. — Elles peuvent intéresser le parenchyme et le tissu conjonctif à la fois ou successivement. Il est peu vraisemblable que la lésion anatomique qui répond à la névrite spinale par infection porte d'abord sur le parenchyme.

Il est plus logique d'admettre que la lésion primordiale est une périnévrite, atteignant secondairement le tissu conjonctif, soit directement de proche en proche, soit indirectement par l'intermédiaire des vaisseaux ; et que les lésions parenchymateuses quand elles existent, sont consécutives aux précédentes, et toujours peu marquées.

L'infection se fait-elle *directement*, par propagation de la suppuration de voisinage ; il y a d'abord périnévrite, puis névrite interstitielle, cette modalité, qui, suivant le Pr Raymond (1), « intéresse le chirurgien, au moins autant, sinon plus que le médecin. »

Le nerf qui en est le siège, est à la fois fortement hyperhémié et tuméfié, succulent et ramolli, d'un aspect trouble (nous avons vu dans une de nos observations (p. 111)

---

(1) RAYMOND. *Cl. des mal. du syst. nerv.* (95-96), 2e série, p. 285.

que cet aspect avait été noté au cours d'une intervention).
Cette tuméfaction et cette succulence tiennent non seulement à une exsudation séreuse et sanguine, mais parfois à
une infiltration purulente.

Ces exsudats se résolvent-ils ? la périnévrite se termine
par résolution. S'organisent-ils au contraire ? le tissu conjonctif peut proliférer sous forme de renflements circon-
scrits (névrite noueuse). En général toutes les altérations
se réduisent à un épaississement du périnèvre avec adhérence
et sclérose interstitielle plus ou moins marquée (sclérose
interstitielle proliférante de Virchow), résultat d'une hyperhémie vasculaire avec infiltration de cellules arrondies
dans le tissu conjonctif.

Si l'infection est *indirecte* et a lieu par l'intermédiaire
des vaisseaux, il n'a pas de périnévrite. L'absence presque
complète de vaisseaux dans le périnèvre en est cause. La
névrite est d'emblée interstitielle. La congestion vasculaire, l'infiltration cellulaire sont primitives, pouvant en-
gendrer secondairement la périnévrite. Ultérieurement
elles peuvent produire des lésions dégénératives de la fibre
nerveuse, peut-être par voie de compression selon l'hypothèse de Kussmaul et Maier (1), peut-être aussi sous
l'action des altérations vasculaires, suivant Joffroy et
Achard (2). Les lésions qu'on peut observer à la fois sur
le tissu interstitiel et sur le parenchyme, ne permettent-

____

(1) Kussmaul et Maier, Ueber eine bisher nicht beschriebene eigenthüm-
liche arter-ienerkrankung. *Deutsches Archiv für klin. Med.*, 1866, t. I, p. 484.
(1) Joffroy et Achard, Névrite périphérique d'origine vasculaire. *Arch.
de médecine expérimentale*, 1889, n° 2.

ils pas d'admettre le bien fondé de cette dernière opinion, quand il s'agit de névrite consécutive à une suppuration.

Par analogie avec ce qu'on observe anatomiquement dans la lèpre, avec ce qu'on peut réaliser expérimentalement par culture microbienne (altération interstitielle, proliférante, atrophie des fibres, présence de bacilles), n'est-on pas en droit de conclure que les *microbes* ou leurs *toxines*, pénétrant dans les veines par voie d'infection sont capables de produire de telles lésions de névrite.

Tous les auteurs qui ont voulu dépister l'agent infectieux de l'otite, Lövenberg, Schrader, Gradenigo, Châtelier, Helme, Lermoyez, tous ceux qui ont étudié la pathogénie des suppurations para-otiques, ont pratiqué l'examen bactériologique du pus recueilli. Les espèces trouvées dans les cultures et sous le contrôle du microscope varient à l'infini et l'on peut dire, qu'il s'agisse des microbes déterminant de l'otite, des microbes primitifs ou secondaires des complications, *qu'il en est peu qu'on ne pourrait incriminer*. On a signalé surtout : le streptocoque (Zaufal et Netter), le pneumocoque, le pneumobacille de Friedlander, le staphylocoque (Legendre et Beaussenat), des formes extrêmement variées où les bacilles sont en majorité sur les coccus (Léopold Stern).

Veillon et Zuber (1), Rist ont pu déceler dans certaines otites ou mastoïdites des espèces microbiennes anaérobies qui pouvaient jouer un certain rôle dans la production des complications para-otiques. En est-il qui soient douées d'une affinité spéciale pour les nerfs, comme l'ont voulu

---

(1) VEILLON et ZUBER. *Soc. de biologie*, séance du 6 mars 1892.

Labbé et Bezançon pour d'autres organes. N'est-il pas plus simple d'admettre avec Collinet, au moins au point de vue qui nous intéresse, que la virulence joue le plus grand rôle.

Mais ce n'est pas tout : la *prédisposition individuelle* fait le reste et le Pr Raymond montre dans une de ses cliniques la difficulté qu'éprouve l'expérimentateur à provoquer une névrite périphérique par injection de cultures bactériennes ou de toxines aux animaux non prédisposés antérieurement.

G. d'Abundo (1) a inoculé des lapins, des cobayes et des chiens dans la région du sciatique avec des cultures (pneumocoque de Friedlander, bacille d'Eberth) ; il a réalisé de la sorte expérimentalement la névrite locale et l'endonévrite interstitielle. Quand le processus avait atteint son intensité maxima il observait des altérations à distance dans le segment périphérique du nerf. Avec des toxines il n'obtenait que des altérations locales. Mais surtout la réaction inflammatoire périphérique était plus intense si les centres nerveux avaient d'abord été lésés.

L'état antérieur du sujet agit probablement dans le même sens. Il est bien admis à l'heure actuelle que toutes les intoxications ou auto-intoxications, l'alcoolisme, le diabète, la goutte, les *tares nerveuses héréditaires* ou personnelles, si elles ne créent pas la névrite, y prédisposent en rendant le nerf plus susceptible à l'infection, *en augmentant en quelque sorte son état de réceptivité.*

____

(1) G. d'Abundo. Nevriti periferiche infettive e nevriti ascendenti. *Psychiatria*, t. VIII, fasc. 3 et 4.

CHAPITRE V

NÉVRITES DE LA BRANCHE EXTERNE

§ 1. — Anatomie pathologique.

Il est évident, qu'à partir du point où elle contourne la jugulaire, la branche externe du spinal peut être exclusivement intéressée. Mais en amont de ce point, les deux branches sont trop proches, sinon unies pour n'être pas simultanément ou indifféremment lésées par un processus infectieux d'origine otique.

Ici, nous n'étudierons donc que les lésions produites par :

1° *la veine jugulaire ou la partie inférieure du golfe;*

2° *le plancher de la caisse;*

3° *les ganglions lymphatiques;*

4° *la mastoïde.*

En chacun de ces points nous examinerons les *causes anatomiques ou pathologiques* relevant du voisinage ou des lésions de l'oreille; et là où l'infection par contiguïté ne pourra être mise en cause, nous chercherons par *des injections* (1) à montrer quel est le trajet suivi par le pus.

---

(1) Nous avons pu pratiquer ces injections à l'amphithéâtre de Clamart.

Enfin dans un certain nombre de cas, *des faits anatomo-pathologiques* pourront être donnés comme preuves aux résultats ainsi obtenus.

1° **Veine jugulaire.** — La veine jugulaire est directement au contact du nerf. Nous avons à dessein insisté sur l'intimité de ce rapport. L'union des deux organes est telle, que le spinal est presque partie intégrante des parois de la veine, si bien que le nerf participe presque toujours à l'infection qu'elle porte primitivement sur la tunique interne ou la tunique externe du vaisseau.

L'infection peut être apportée par toutes les veines affluentes du golfe. Elle peut venir de l'oreille interne par les veines de l'aqueduc du limaçon ; de l'oreille moyenne, par les veines de la voûte du pharynx, les émissaires du sinus carotidien, les veines de l'oreille moyenne de Valsalva ; de ces deux parties à la fois, par le sinus pétreux inférieur. Elle peut-être due enfin à la propagation d'une thrombo-phlébite du sinus latéral.

L'*endophlébite*, la *périphlébite*, la *névrite* : telle est la marche ordinaire de l'inflammation.

Parfois il n'y a qu'un *épaississement* de la paroi sans thrombose :

OBSERVATION I.

NETTER et DELPEUCH. — *Bull. Soc. anatomique*, 1888, p. 764.

Garçon de 16 ans. Otorrhée ancienne dont la suppression coïncide

dans le laboratoire de M. Quénu, grâce à l'obligeance de notre maître M. Sebileau, à qui nous exprimons toute notre gratitude.

avec des accidents d'allure typhoïdique. Empâtement et *douleur* le long du paquet vasculo-nerveux du cou. Rien d'apparent à la mastoïde. Fièvre irrégulière oscille entre 38° et 40°; frisson; septicémie. Mort.

Autopsie. — Sous le sterno-mastoïdien, le tissu cellulaire entourant les gros vaisseaux est infiltré d'une sérosité incolore. Veine jugulaire volumineuse résistante. *Épaisseur considérable de la paroi.* Contenu jaune citrin à odeur fétide, grumeaux brunâtres. Tunique interne inégale, jaunâtre, ramollie. Pas de thrombose. Streptocoques et staphylocoques blancs dans la veine.

Dans d'autres cas il y a *thrombose* et infiltrations périveineuses :

OBSERVATION II.

JANSEN. — *Arch. f. Or.,* 1894, t. 36, p. 41.

X...., 25 ans. Otite moyenne aiguë gauche. Mastoïdite. Signes généraux de thrombose des sinus et de la jugulaire. Douleur très nette spontanée et provoquée le long du sterno-mastoïdien. Trépanation : mastoïde infiltrée de pus. Mort deux jours après.

Autopsie. — Œdème cérébral. Thrombus adhérent fibrineux jaune vert dans le sinus transverse et dans la jugulaire. Ganglions très gros autour de la veine. *Tissu cellulaire périveineux très infiltré.* Gaine de la veine épaissie; le couteau crie en la coupant. Tissu cellulaire, autour du golfe de la jugulaire, coloré en noir brun. Infarctus pulmonaires.

Dans des cas plus rares, le caillot suppure et entraîne la *suppuration de la paroi* :

OBSERVATION III.

GIBERT. — *Soc. anatomique,* 1858, p. 453.

Jeune homme de 23 ans, tailleur. Écoulement de l'oreille gauche datant de plusieurs années. Depuis deux mois, violents maux de tête.

Il y a huit jours, frisson violent et fièvre. Le lendemain, vive douleur à l'angle de la mâchoire ; tuméfaction considérable et très douloureuse de cette région.

État actuel. — Pommettes rouges ; pouls, 120 ; fièvre ; langue sèche et blanche. Sur le côté du cou, à la hauteur de l'angle de la mâchoire, tuméfaction considérable qui commence à la région parotidienne et s'étend jusqu'au niveau du corps thyroïde, le long du bord antérieur du sterno-mastoïdien ; la moindre pression y détermine de *très vives douleurs*. Intelligence un peu obtuse. Douleurs de cou très pénibles. Frissons. État général grave, prostration extrême des forces. Le lendemain, même état ; facies terreux. Délire. Mort le surlendemain.

Autopsie. — Cerveau sain. Pie-mère et arachnoïde normales. Dans le sinus latéral gauche, gros caillot sans pus au centre.

Dans la veine jugulaire, depuis le bulbe jusqu'à l'embouchure de la veine thyroïdienne, bouillie noirâtre d'une odeur un peu fétide. *La face interne de la veine est noire*, ses parois sont friables et se laissent facilement déchirer. Tout autour de la veine, l'inflammation du tissu cellulaire *réunit les uns aux autres l'artère, la veine, le pneumogastrique.* Artère saine. Ganglions sous-maxillaires et sous-sternomastoïdiens tuméfiés, rouges, non purulents. La jugulaire reprend ses caractères normaux au moment où elle rejoint la sous-clavière. Pas d'abcès métastatique dans aucun viscère.

Observation IV.

Desplats. — *Otite suppurée ancienne. Phlébite. Infection purulente. Journ. des Sc. méd. de Lille, 1886, p. 705.*

Homme, 23 ans. Otite suppurée très ancienne. A la suite de privations, signes généraux graves. 40°. Dix-sept jours après, début de l'affection aiguë, apparition de gonflement du cou du côté de l'oreille malade. Cataplasmes, pommade mercurielle. Gonflement diminue au bout de quelques jours. Signes graves persistent. Mort vingt-trois jours après le début.

Autopsie. — Abcès métastatique dans les poumons.

Phlébite suppurée de la jugulaire et des sinus. Inflammation gangréneuse du tissu cellulaire périvasculaire autour de la jugulaire.

Les observations de Tassel, Hartmann, Ludwig-Wolff relatent des faits analogues.

Dans un cas exceptionnel on ne trouve *plus trace de la veine* et le nerf est mis à nu, comme en témoigne l'observation suivante :

Observation V.

Makins. — *Lancet*, juin 1891, p. 1259.

Fille âgée de 11 ans. Signes d'otite purulente moyenne droite. Gonflement de la région rétro et sous-auriculaire. Écoulement de pus à droite quand on presse sur la tuméfaction. De chaque côté de la nuque, ganglions douloureux et enflammés.

Incision large derrière l'oreille droite évacue beaucoup de pus. Trépanation de la mastoïde. Issue de substance blanchâtre comparable à du blanc d'œuf. Dure-mère à nu, tapissée de granulations; impossibilité de distinguer le sinus. Incision du cou : écartement d'un ganglion et ouverture d'un abcès profond. *La dissection dans la ligne des vaisseaux fait trouver le pneumogastrique et la carotide; mais pas trace de jugulaire.* Une sonde est passée jusqu'à la base du crâne. La suppuration avait probablement détruit la veine. Drainage. Incision à gauche sur le gonflement, évacuation de sérosité sanguinolente. Guérison.

Dans tous ces cas il semble que le spinal était atteint. La mort survenue rapidement n'a pas permis le contrôle clinique. Seul l'examen direct a montré le nerf au contact d'un foyer infectieux. Dans beaucoup de cas l'engorgement ganglionnaire venait contribuer à l'infection.

Tandis qu'ici la périphlébite était *secondaire*, ailleurs elle est primitive et le nerf participe immédiatement à l'inflammation, soit que le pus vienne d'une carie du plancher de la caisse, d'une suppuration de voisinage (surtout ganglionnaire), d'une fusée profonde de mastoïdite, d'une perforation anormale entre le trou déchiré postérieur et le trou occipital (Obs. de Luc et Gérard-Marchant) (fig. 3 et 4).

Injection I. — Il est facile de se rendre compte qu'elle suit la gaine des vaisseaux (fig. 3 et 5). Dans les autres cas de périphlébite primitive, toutes les masses d'injections arrivent plus ou moins au contact de la veine et du nerf qui peuvent d'ailleurs être lésés à ce niveau par les processus suivants.

2° **Le plancher de la caisse.** — La caisse par son plancher, mieux dit « recessus hypotympanique » de Krestschmann (1), est proche du spinal.

Si l'on considère d'une part que le nerf dans ses deux variétés est toujours placé entre la carotide et la jugulaire, du moins dans la partie initiale de son trajet, et que d'autre part, comme l'ont bien établi les recherches de Rozier (2) le développement de ces deux vaisseaux règle celui des deux versants du recessus, il apparaîtra clairement que la portion la plus *déclive* du plancher de la caisse est aussi la plus rapprochée du point d'émergence du spinal.

---

(1) Krestschmann. *Sur une forme de suppuration de la caisse du tympan,* p. 95.

(2) Rozier. *Études anat.-path. du plancher de la caisse.* Thèse, Paris, 1902.

La fosse jugulaire est mince parfois même déhiscente (Toynbee, V. Trolsch, Zuckerkandl, Körner)(1).

Une telle disposition anatomique autorise quelques déductions. Le recessus s'infecte facilement. De sa déclivité résulte la *stagnation* du pus à son niveau, et consécutivement l'*ostéite*. Comme la partie la plus antérieure

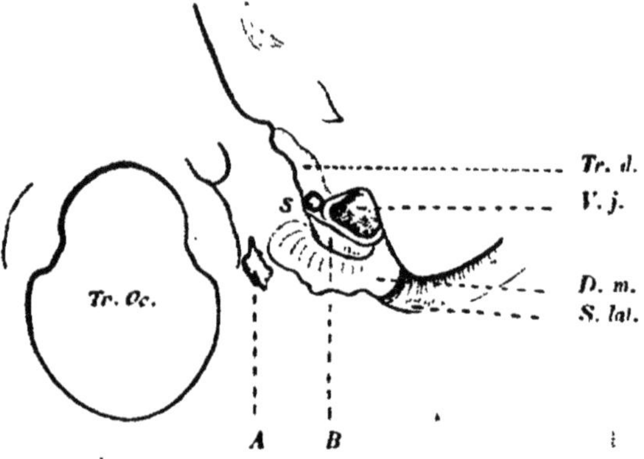

Fig. 3. — A. perforation anormale (Luc et G. Marchant). — B, Fusée purulente en arrière de la jugulaire.

est en même temps la plus étroite, le pus s'y cantonne principalement.

Grâce à sa minceur et à la présence de cellules, la perforation se produit facilement.

Nous n'avons pas d'observations montrant l'atteinte directe du nerf par une perforation du plancher de la caisse, mais nous avons pu par des injections nous rendre compte du trajet suivi par le pus.

(1) Körner. *Arch. f. Ohr.*, Bd XXX, 1891.

INJECTION II. — *Par une perforation du plancher de la*

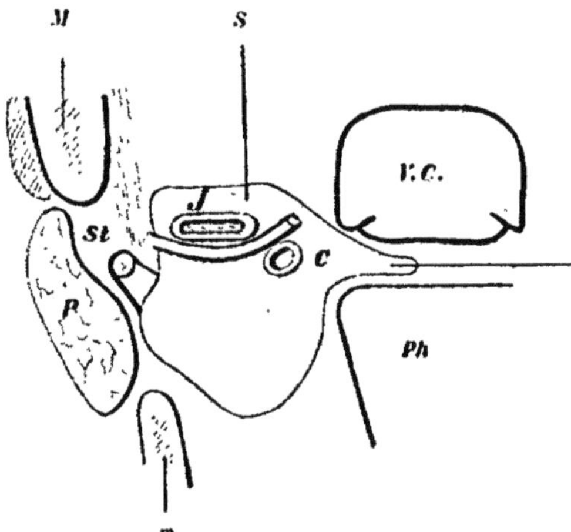

FIG. 4. — Coupe transversale de l'injection en A, fig. 3.

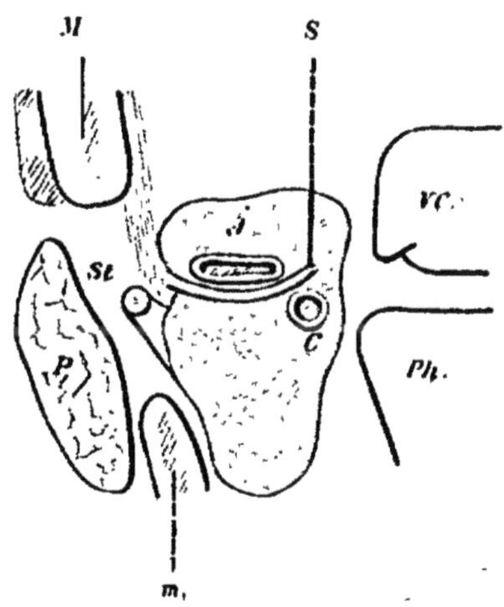

FIG. 5. — Coupe transversale de l'injection en B, fig. 3.

caisse pratiquée par l'endocrâne au niveau de la *fossa
arcuata* injection à la cire (fig. 6 et 7).

L'injection suit la gaine des vaisseaux, en longeant la jugulaire et remplit peu à peu l'espace sous-parotidien postérieur. Elle respecte en dehors la glande parotide, en avant la sous-maxillaire, mais pénètre en dedans dans l'intervalle des muscles styliens. En dehors, elle s'étend

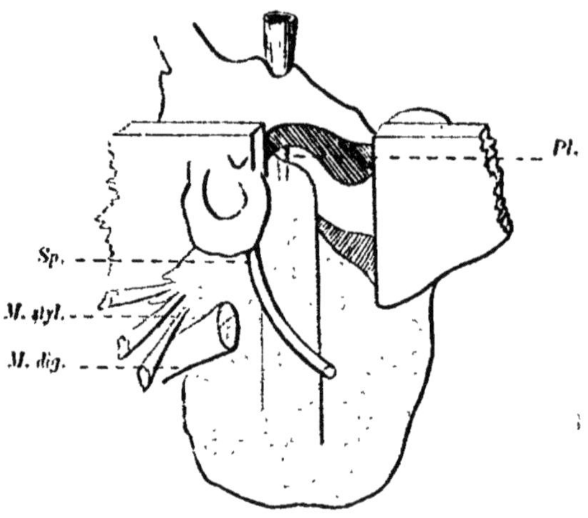

Fig. 6. — Injection au niveau du plancher de la caisse.

jusqu'au sterno-mastoïdien. En arrière, elle est au contact des muscles pré-vertébraux.

Mais le nerf peut encore être lésé sur la face antérieure de la jugulaire par perforation du plancher de la caisse. Il n'est d'ailleurs pas nécessaire d'une *solution de continuité* à ce niveau.

De proche en proche, par foyer d'ostéite infectant peu à peu les parois de la veine, ou grâce aux communications vasculaires nombreuses entre la jugulaire et la caisse, les suppurations de cet organe peuvent donner lieu à de la névrite *par contiguïté.*

Dans le trajet du spinal, étendu de la veine jugulaire à

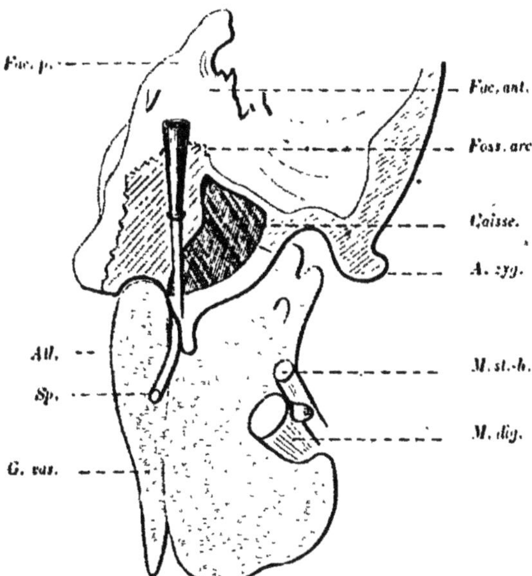

Fig. 7. — Injection par le plancher de la caisse. Coupe perpendiculaire à l'axe du rocher, côté droit.

son point d'entrée dans le sterno-mastoïdien, le nerf peut être altéré par le pus d'origine otique. Ce pus peut venir de l'oreille par des voies diverses.

On a tendance, dit Collinet (1), à désigner sous le nom

------

(1) Collinet, *loc. cit.*, p. 104.

de mastoïdite de Bezold tous les abcès d'origine auriculaire fusant profondément dans le cou. C'est à tort. Avec Lermoyez et Boulay (1) il ne faut entendre sous cette dénomination :

« *ni l'adéno-phlegmon du cou*, né d'un infection otique
« mais évoluant indépendamment ;

« *ni les fusées purulentes* dans la gaine des vaisseaux du
« cou, par thrombo-phlébite et périphlébite du sinus la-
« téral et de la jugulaire interne ;

« mais, réserver le nom de *mastoïdite de Bezold* à un
« *abcès ossifluent, déclive, par perforation de la corticale*
« *mastoïdienne au niveau de la rainure du digastrique, avec*
« *décollement sous sterno-mastoïdien.* »

Le nerf spinal peut être atteint par toutes ces suppurations cervicales auriculaires, quelle qu'en soit la provenance, et l'on peut ajouter aux précédentes un certain nombre d'autres causes : les perforations atypiques de la mastoïde.

Aussi les périphlébites de la jugulaire ayant été étudiées précédemment, celles du sinus devant l'être ultérieurement, proposons-nous de ranger les névrites spinales dues aux suppurations cervicales otiques sous sterno-mastoïdiennes sous deux chefs :

Névrites dues aux infections ganglionnaires ;

Névrites dues aux suppurations des cellules mastoïdiennes.

3° Névrites dues aux infections ganglionnaires. — Si

---

(1) Lermoyez et Boulay. *Thérapeutique des mal. de l'oreille*, p. 415.

les *lymphatiques du pavillon* sont bien connus depuis la description de Sappey, à laquelle Stahr (1) n'a que peu ajouté, en revanche les *lymphatiques du conduit de l'oreille moyenne* et du *labyrinthe* ont été à peine entrevus par Kessel, d'Assilof, Rauber, Axel Key, Retzius, Böttcher qui en ont donné une description partielle.

Cependant si on ignore à peu près le trajet des lymphatiques de l'oreille, les *ganglions cervicaux* sinon tous leurs collecteurs étaient depuis longtemps connus. Leur quantité est considérable, et cette importance se manifeste au cours de leur développement phylogénique, puisque c'est dans la région cervicale qu'apparaissent les premiers ganglions cervicaux.

Les ganglions cervicaux profonds de l'espace sous-parotidien postérieur et de la région carotidienne supérieure seuls nous intéressent. On peut les ranger en deux groupes : *ganglions rétro-pharyngiens* et *ganglions sous-sterno-mastoïdiens*, tous deux recevant des lymphatiques de l'oreille;

a. *Les ganglions rétro-pharyngiens* ont suscité de nombreux travaux (Mascagni, Tourtual, Gillette, Bokai, Moreau, Most). Ces ganglions sont au nombre de deux superposés verticalement au-devant des masses latérales de l'atlas, non en dedans, mais en dehors de l'aponévrose sagittale du pharynx. Ils restent très près de la ligne médiane cependant, et partant assez éloignés du spinal

---

(1) Stahr. Die Lymphgefaesse und Lymphdrüssen des ausseren Ohres. *Anat. Anzeiger*, Bd. IV, § 3, 84, et Ueber den Lymplaffarat des ausseren Ohrs. *Anat. Anzeiger*, 1899, p. 381.

pour n'exercer au cas d'hypertrophie, aucune compression sur lui. Quant à leur suppuration, il est probable qu'elle ne léserait le spinal qu'après les autres nerfs : glosso-pharyngien, pneumogastrique et surtout grand sympathique.

b. *Les ganglions sous-sterno-mastoïdiens* forment un groupe étendu de la pointe mastoïdienne au confluent veineux de la jugulaire interne et de la sous-clavière. Les ganglions les plus nombreux et les plus volumineux sont au niveau de la partie supérieure de la région (Poirier). Selon cet auteur on peut les répartir en :

Un groupe interne (chaîne jugulaire interne) formé de ganglions assez volumineux accolés au bord externe de la veine. Quelques-uns de ces ganglions sont au contact direct du spinal. Il existe presque constamment deux ganglions placés au-dessous et en arrière du ventre postérieur du digastrique. Ils sont en avant et un peu plus bas que le spinal, ou à son niveau, auquel cas le nerf peut passer entre deux ganglions. Un peu au-dessus et en arrière du nerf, au-dessous de la mastoïde on trouve toujours un ou deux ganglions.

Un groupe externe formé de ganglions plus petits situés en arrière et en dehors de la jugulaire, sur les insertions du splénius, de l'angulaire et du scalène, au niveau du bord postérieur du sterno-mastoïdien, et se continuant avec ceux du triangle sus-claviculaire.

Les deux groupes rétro-pharyngien et sous-sterno-mastoïdien communiquent par des troncs lymphatiques qui passent soit en avant, soit plutôt en arrière de la jugulaire côtoyant ou croisant le spinal. Outre les collecteurs issus des fosses nasales et des cavités annexes pour les rétro-pharyngiens, et les collecteurs très importants de la langue pour les sous-sterno-mastoïdiens, ces ganglions mais surtout les derniers reçoivent des collecteurs de l'oreille.

Quelle est la part qui revient à chacun d'eux?

Les travaux de Cunéo et de Marcille à ce sujet montrent que les lymphatiques de l'oreille *externe vont aux ganglions sous-sterno-mastoïdiens externes.* Quant à ceux de l'oreille *moyenne* ils n'ont pas encore été injectés, mais on déduit par proximité avec ceux de la trompe d'Eustache pour laquelle les injections ont parfaitement réussi que les uns et les autres vont aux ganglions situés sous le *digastrique autour du nerf spinal* (Voir fig. 8).

De cet exposé anatomique il résulte que la névrite spinale peut se produire au cours d'affections otiques par l'intermédiaire des ganglions.

L'infection parcourt deux étapes. *Dans la première,* la lésion primitive agit sur le ganglion ; le ganglion s'engorge témoignant de l'infection d'une cavité de l'oreille, et de fait on rencontre parfois au cours d'interventions sur des mastoïdes enflammées mais non perforées des adénites suppurées ou non. *Dans la deuxième* le ganglion agit sur le nerf et par son augmentation de volume il peut le comprimer. S'il suppure, l'irritation se produit du fait du contact avec le pus.

———————

(1) CHRISTNECK. Compte rendu statistique au bulletin des mal. d'oreille de Halle, 15 octobre 1881 au 15 octobre 1882. *Arch. f. Ohr.*, 1884, t. XX, p. 24.

Il est à croire que la compression se rencontre surtout au cas d'adénite chronique. Celles-ci sont fréquentes,

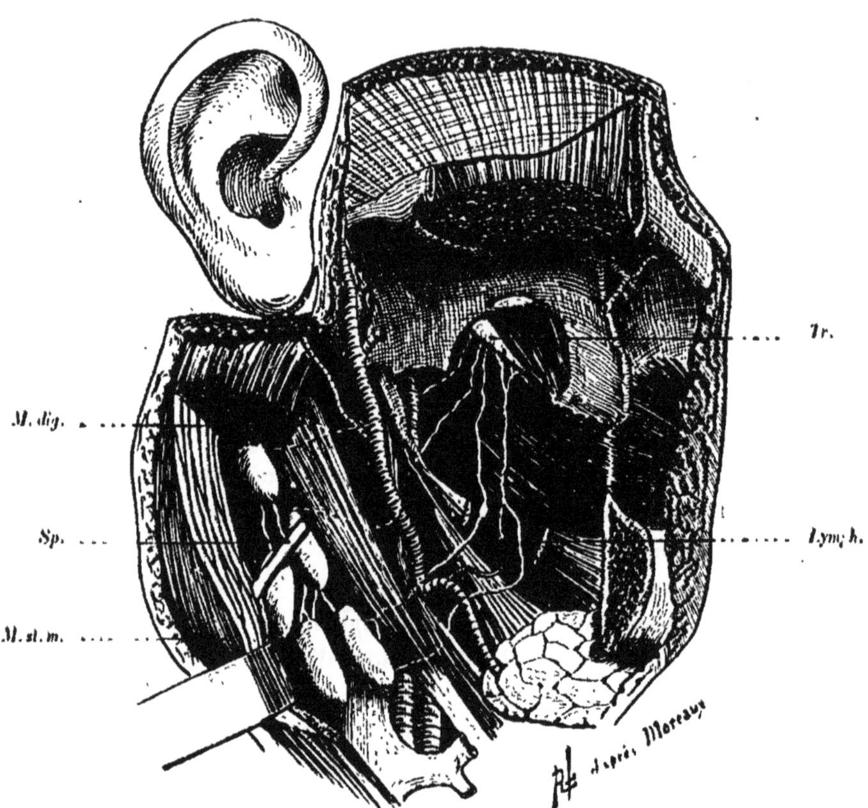

Fig. 8. — Lymphatiques de la trompe (d'après Cunéo et Marcille).

mais on est mal renseigné sur leur origine auriculaire. D'autre part ces adénites sont peu infectantes, les germes ayant perdu leur virulence. Ainsi peut s'expliquer que la névrite spinale ait été rare dans ces cas, ou rarement mise sur le compte d'une lésion initiale otique.

4° Névrites dues aux suppurations des cellules mastoïdiennes. — Nous avons vu précédemment combien le spinal était proche de la mastoïde. L'inflammation des cellules mastoïdiennes est donc un danger pour lui; mais ce danger nous apparaît peu souvent suivi d'effets si l'on compare la rareté relative de la névrite spinale à la fréquence de l'infection des cellules. « Dans presque toutes les otites aiguës, dit Tillaux (1) l'infection se propage de la caisse et de l'antre aux cellules mastoïdiennes » et l'on doit ajouter qu'il est bien d'autres causes de mastoïdites. D'ailleurs le danger tient moins à la nature même de la lésion, qu'à des dispositions anatomiques, congénitales ou acquises.

L'hypothèse d'une compression ou d'une inflammation du nerf, consécutive à une adénite d'origine mastoïdienne, mise à part, une *perforation de la corticale* peut seule nous rendre compte d'une altération du nerf.

Cette perforation est 1° *favorisée* par la *disposition des cellules*;

2° *en raison directe des difficultés de l'évacuation du pus*;

3° *en raison inverse de l'épaisseur de la corticale interne*.

La connaissance de ces trois causes permettra parfois, par une intervention de conjurer le danger.

SUR LA DISPOSITION DES CELLULES, *l'âge* du sujet a une importance capitale. L'apophyse est en effet constamment remaniée dans sa structure.

---

(1) TILLAUX. *Traité d'anat. topog.*, 6e édit., p. 132. Paris, 1890.

Chez le fœtus à terme, pas de mastoïde, un simple tubercule. A la naissance, le tubercule se développe, du tissu spongieux le remplit, à part une seule cellule située en arrière et un peu au-dessus de l'orifice du conduit : l'antre mastoïdien (1). Dans la première année, ce tissu se différencie : quelques cellules apparaissent. De deux à trois ans, le groupe des cellules remplit toute la mastoïde, qui est alors dessinée. Ce développement peut être plus précoce. Millet (6 mois) (2), Lermoyez (2 mois 1/2) (3).

Peu à peu les cellules s'étendent et il ne reste plus de tissu compact que les deux tables du diploé, les deux corticales interne et externe. Cependant le rapport qui existe entre la substance spongieuse intercellulaire et les cellules est extrêmement variable. Avec Zuckerkandl et Duplay on admet que toute mastoïde est disposée selon l'un des trois types :

Pneumatique (nombreuses cellules), 30 à 40 pour 100 de cas. *Diploïque* (tissu spongieux abondant), quelquefois éburné 20 pour 100. *Association des 2 types* dans 40 à 50 pour 100 de cas.

D'après les recherches de Depoutre (4) le type pneumatique est bien plus fréquent chez le vieillard que chez l'adulte (52 au lieu de 36). Il semble donc que le tissu spongieux, suivant en cela l'évolution générale du tissu osseux se raréfie avec l'âge, se creuse de cellules de plus

---

(1) Broca et Luret-Barbox. *Suppuration de l'apophyse mastoïde et leur traitement*, p. 8.
(2) Millet. *Thèse*, Paris, 1898. p. 30.
(3) Lermoyez, *Annales des mal. de l'oreille*, 1899.
(4) Depoutre. *Thèse*, Paris, 1901, p. 72.

en plus grandes qui laissent peu d'épaisseur à la corticale interne. La mastoïde a l'aspect d'une capsule de pavot(1).

De cet examen anatomique il résulte, que chez l'enfant la perforation de la corticale interne est exceptionnelle et devient de plus en plus fréquente avec l'âge. La névrite spinale par perforation mastoïdienne semble suivre la même évolution.

LA SITUATION DES CELLULES dans la mastoïde n'est pas indifférente.

Les cellules se groupent autour de l'antre mastoïdien (2), en rayonnant autour de lui, soit en avant vers le conduit qu'elles limitent dans sa partie postéro-supérieure (cellules limitrophes), soit en bas (cellules de pointe), soit à la face interne, soit en arrière et en bas ou encore en arrière et en haut s'étendant vers l'occipital, parfois même dans l'occipital (Coudert) (3).

Toute inflammation de ces cellules peut léser le spinal, soit indirectement par l'intermédiaire du sinus en connexion intime avec des cellules (Schwartze et Eysel (4), Ricard, Sibenmann, Barbarin (5), Lenoir)(6), soit directement par une perforation de la corticale. De celle-ci seulement nous parlerons. Aussi ne nous occupons-nous que des cellules mastoïdiennes situées au-dessous du plancher de l'antre.

---

(1) HUGUIER. *Thèse*, Paris, 1834.
(2) BELLIN. *Thèse*, Paris, 1902.
(3) COUDERT. *Thèse*, Paris, 1900, p 10
(4) SCHWARTZE et EYSEL. *Arch. f. Ohr.*, 1873.
(5) BARBARIN. Les complications graves des otites moyennes. La région mastoïdienne. *Thèse*, Paris, G. Steinheil, 1902, p. 31.
(6) LENOIR. *Revue de chirurgie*, 10 juillet 1901, p. 57.

Sans insister sur l'anatomie des cellules qui servent de trait d'union entre le recessus hypotympanique et la mastoïde, nous décrirons seulement les cellules mastoïdiennes inférieures (Bellin)(1) ou cellules postéro-inférieures (Depoutre et Stanculeanu (2). Elles sont très fréquentes. 45 pour 100 d'après ces derniers auteurs. On peut les diviser en deux groupes : *superficiel* (cellules de pointe) et *profond*, séparés par une ligne fictive qui prolongerait en arrière la rainure du digastrique.

Le groupe superficiel descend plus bas que le groupe profond et présente à la pointe dans les apophyses pneumatiques de belles cellules : et dans les autres cas, il est à peu près constant de rencontrer une grande cellule « en cuvette » selon l'expression de Lermoyez.

Cette disposition, nettement acquise après 10 ans, serait fréquente : Bellin, 98 sur 190 cas. Elle n'a été pourtant trouvée que 15 sur 150 par Cholewa (3) et même 22 sur 400 par Bezold (4). Mais ces derniers auteurs ont surtout en vue l'épaisseur de la corticale, qui dans tous ces cas a été trouvée mince comme une « feuille de papier ». On conçoit aisément combien rapides doivent être en pareils cas. la carie, la fistule consécutive, l'atteinte du spinal.

La difficulté de l'évacuation du pus au dehors n'a pas une importance moindre. Elle peut tenir à des causes anatomiques ou à des causes pathologiques. Que la cor-

---

(1) Bellin. *Thèse*, Paris, 1902.
(2) Depoutre et Stanculeanu. *Presse médicale*, juillet 1901.
(3) Cholewa. *Deutsche med. Woch.*, 1888, p. 1005.
(4) Bezold. *Arch. f. Ohr.*, XXVIII, p. 1881.

ticale externe soit épaisse, ou épaissie par des infections antérieures répétées, si la corticale interne est mince, ou que des cellules affleurent sa surface, la perforation de cette dernière aura lieu. Une infection même légère la provoque par l'intermédiaire d'une périostite (Bonain) (1).

D'autre part comme le font remarquer Broca et Lubet-Barbon (2), il est fréquent qu'au moment où se déclare une mastoïdite l'*aditus s'oblitère*. La muqueuse boursouflée, la position de la courte branche de l'enclume font obstacles à l'évacuation du pus de l'antre. Ainsi est réalisée la cavité close. Mais, alors même que l'aditus est libre il pourra encore y avoir rétention *si la perforation tympanique est insuffisante*, car la trompe ne pourra guère servir de drain, et cette cavité close en sablier exposera doublement le malade. Enfin, dans d'autres cas, la voie d'évacuation est obstruée par *un obstacle siégeant au niveau du conduit auditif externe*.

Les *sténoses du conduit* décrites par Politzer (3) ont attiré plus récemment l'attention de Mahu (4) qui étudie leur influence sur l'évolution des mastoïdites. Un même malade, porteur d'une sténose et de névrite spinale, fut successivement observé par lui et par nous. Cette cause adjuvante dans la production d'une perforation au niveau du nerf, méritait d'être retenue.

Les sténoses peuvent être *antérieures à l'otite* (cicatrice

---

(1) BONAIN. *Comm. à la Soc. franç. de laryng.*, 1897.

(2) BROCA et LUBET-BARBON. *Loco cit.*, p. 13.

(3) POLITZER. *Traité de méd. de l'oreille*. Traduit par JOLY, 1884, p. 567.

(4) MAHU. *Des mastoïdites dans le cas de sténose du conduit auditif externe. VIIe Congrès internat. d'otologie de Bordeaux*, 3 août 1904.

d'otite externe, traumatisme, érosion, ulcération, épaississement de la peau, exostose, collapsus de la paroi postéro-supérieure du conduit cartilagineux chez certains vieillards). Elles peuvent être *contemporaines de l'otite* (otite externe, furonculose, chute de la paroi postéro-supérieure ; polypes ou granulations de la caisse du tympan, du conduit ; condylomes, polypes récidivants dans certains cas d'ostéite diffuse).

Enfin un grand nombre de sténoses, *diabétiques* et *syphilitiques* sont spécialement prédisposés.

Si dans ces cas le pus s'accumule rapidement dans la caisse, on est averti par des phénomènes de compression : tel le vertige. Mais ailleurs, la production du pus est *lente*, il se résorbe sur place, détermine du cholestéatome, de l'ostéite raréfiante, une perforation sans bruit, une fistule, et une *névrite spinale* peut être un des premiers symptômes traduisant la progression de l'infection dans la région cervicale. Toujours tôt ou tard le pus se collecte, formant abcès : une mastoïdite de Bezold s'est produite.

Cette affection signalée par Kuch, en 1847, et Bocke, en 1872, n'a été bien mise au point qu'après la publication de l'auteur dont elle porte le nom.

Par le procédé déjà indiqué par Bichat, Hencke, Kœnig, Bezold réalisa expérimentalement la perforation à la face interne de la pointe mastoïdienne, l'infiltration cervicale et vit se produire la série de phénomènes observés cliniquement (1).

Suivant la même technique, mais en nous servant

____

(1) BEZOLD. *Deutsche med. Woch.*, 1881, n° 28, p. 381.

de cire moins diffusable que la gélatine, nous avons obtenu des résultats absolument identiques.

INJECTION III. — *Par l'endocrâne, au niveau du coude du sinus latéral, nous avons perforé la mastoïde, de façon que la fistule ainsi créée vienne aboutir en dedans de la pointe de la mastoïde (fig. 9).*

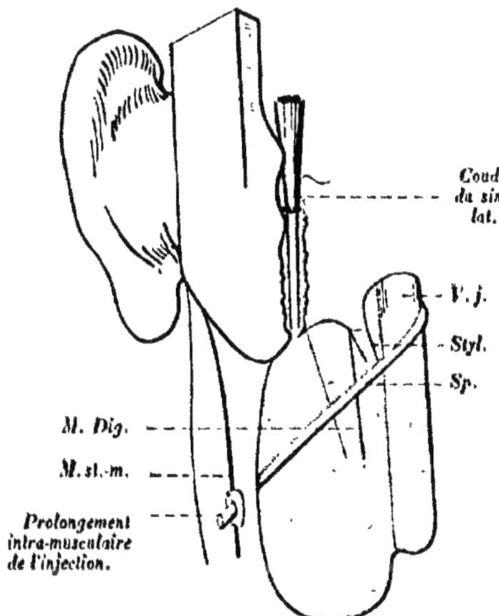

FIG. 9. — Perforation en dedans de la pointe (Mastoïdite de Bezold).

L'extrémité de la seringue fut ajustée jusqu'au fond de ce trajet osseux, et le piston poussé avec une force moyenne, mais graduellement croissante. La tuméfaction se produit au-dessous de la mastoïde, soulevant les insertions supérieures du sterno-mastoïdien et remplissant la dépression rétro-maxillaire. Puis elle descend plus bas dans la région sus-claviculaire, et comble l'intervalle qui sépare les muscles sterno-mastoïdien et trapèze. Elle tend constamment à fuser plus bas. En arrière, elle gagne les muscles de la nuque (fig. 10).

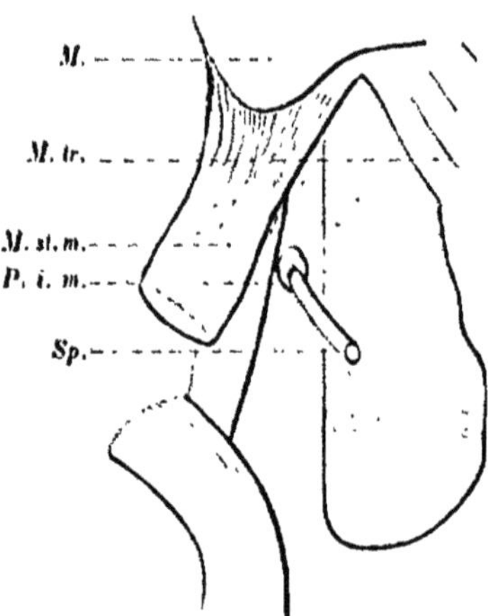

Fig. 10. — Mastoïdite de Bezold (vue latérale).

Si l'on dissèque alors la région, la masse d'injection étant coagulée, on l'aperçoit immédiatement au-dessous de l'aponévrose superficielle dans l'angle supérieur du triangle sus-clavier. Les faisceaux superficiels du sterno-mastoïdien sont intacts, tandis que dans le faisceau profond un peu de cire a déprimé l'aponévrose de recouvrement au niveau du point de pénétration du nerf.

L'injection est surtout cantonnée entre la *face interne du sterno-mastoïdien et la face externe du digastrique.*

Comme le fait remarquer Perrot (1). la coloration la plus intense se trouve toujours d'une part autour du *ventre postérieur du digastrique*, d'autre part dans la gaine de l'artère occipitale (fig. 11). En arrière elle est limitée par les muscles pré-vertébraux, en avant par la parotide. Mais en

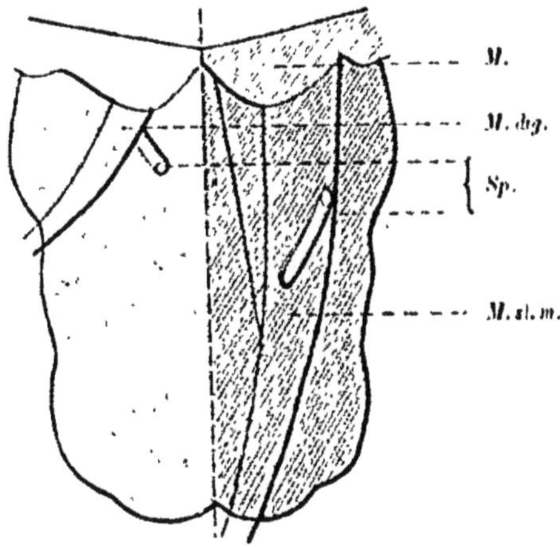

Fig. 11. — Mastoïdite de Bezold (coupe sagittale de l'injection).

dedans elle fuse librement derrière la styloïde et les muscles qui s'y insèrent *jusqu'aux gros vaisseaux*. Elle dilacère un peu les muscles styliens. En bas elle descend en longeant la gaine de ces vaisseaux, jusqu'à quatre travers de doigt au-dessous de la base du crâne. En dedans elle est limitée par le pharynx et l'aponévrose rétro-pharyngienne.

----

(1) Perrot. De la mastoïdite de Bezold. *Thèse*, Bordeaux, 1897. et *Revue de chir.*, octobre 1898.

La gaine des vaisseaux, fortement colorée, nous a paru saine intérieurement. Bezold trouve un peu de matière à injection dans cette gaine et ajoute qu'elle y a probablement pénétré par la gaine de l'artère occipitale.

Luc (1) fait d'ailleurs remarquer les différences notables qui existent non seulement au point de vue du degré d'infiltration, mais aussi au point de vue de la direction suivie par elle. Elle peut déborder le sterno-mastoïdien en avant (Guye) ou son bord postérieur (Luc) ou fuser en arrière vers ou dans les masses musculaires de la nuque (Gorham Bacon) ou s'engager dans la gaine des vaisseaux (Luc) et de là fuser vers le médiastin ou le pharynx (Guye). Ces différences tiennent sans doute au siège de la perforation mastoïdienne.

Quoi qu'il en soit, il y a dans l'anatomie même de la région des causes de propagation de l'infection. En premier lieu, la GAINE DE L'ARTÈRE et des veines occipitales peuvent conduire le pus de la mastoïde dans la gaine des vaisseaux. Nous avons vu que chemin faisant l'artère occipitale rencontre le spinal au devant de l'apophyse transverse de l'atlas (fig. 12).

La disposition des cellules, la persistance de la fissure mastoïdo-squameuse par arrêt d'ossification, la traversée de celle-ci par des orifices vasculaires sont autant de causes qui influent sur le siège de la perforation. Dans bien des cas l'*infection est veineuse* et se fait soit par les veines occipitales, soit par les veines de la fissure pétro-squameuse. Ailleurs elle atteint le spinal ou *directement* en

_____

(1) Luc. *Leç. sur les supp. de l'Or. moy.*, p. 80. Baillière, 1900.

dedans en suivant la *gaine des vaisseaux* ; ou *directement en bas en longeant la face interne du sterno-mastoïdien.*

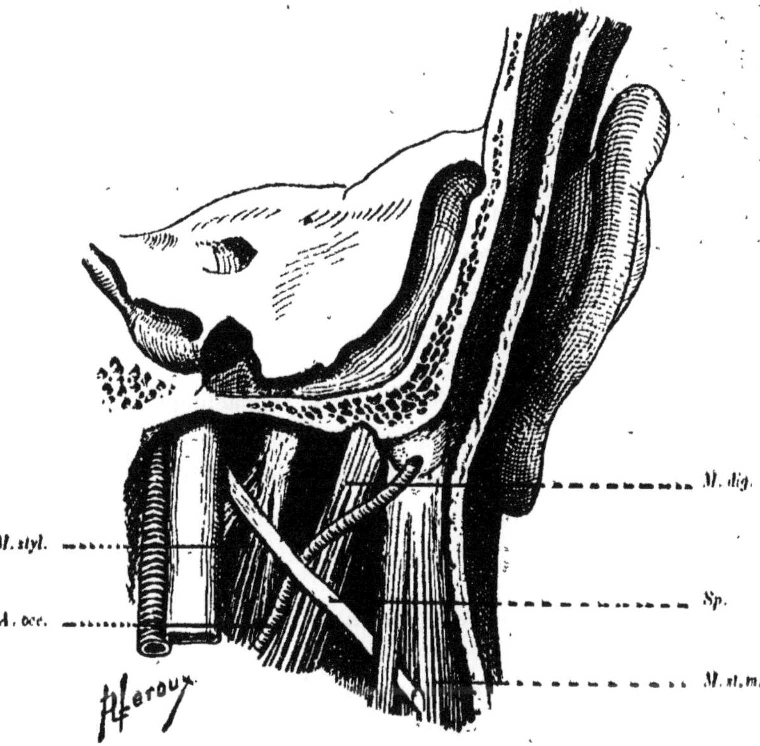

Fig. 12. — La gaine de l'artère occipitale (croisement de l'artère et du nerf spinal).

Enfin, dans tous ces cas, l'*engorgement ganglionnaire* par la compression exercée, augmente l'intensité de l'infection.

La mastoïdite de Bezold n'est pas la seule forme de

mastoïdite capable d'envoyer dans le cou des fusées purulentes susceptibles de léser le spinal. *Les abcès superficiels par ostéo-périostite de la mastoïde* ne sont pas rares.
Les fusées purulentes se faisant jour par la scissure de Gla-
ser ou par un orifice de l'os tympanal sont beaucoup
moins fréquentes. Il n'est pas douteux que des *abcès de la
gaine du sterno-mastoïdien* consécutifs à une ostéo-périostite de la pointe mastoïdienne puissent léser le nerf. Mais
le torticolis qui en résulte peut aussi bien s'expliquer par
la présence du pus dans la gaine du muscle. Cependant il
est des observations où le pus était limité dans la partie
toute supérieure et où le torticolis observé ne pouvait
dépendre que d'une névrite (Obs. de Gervais(1), Broca
et Lubet-Barbon) (2).

Enfin, on a signalé des abcès ayant fusé vers la nuque,
au-dessous du trapèze. Mais jamais dans ce cas il n'a été
question de troubles fonctionnels de ce muscle (Swain (3),
De Quervain) (4).

§ 2. — Symptômes.

La *névrite de la branche externe* du spinal se présente
en clinique avec des caractères purs qui en facilitent
l'étude.

---

(1) GERVAIS. *Thèse*, Paris, 1879, p. 38.

(2) BROCA et LUBET-BARBON. *Supp. de l'opop. mast.*, etc. Paris, G. Steinheil, 1895, p. 44.

(3) H.-L. SWAIN, *Arch. f. Ohr.*, 1897, p. 40.

(4) DE QUERVAIN. *Semaine méd.*, 21 avril 1897, p. 136.

Ici, point n'est besoin d'interpréter les symptômes, il suffit de les constater. Les deux muscles auxquels se distribue le nerf sont superficiels : leurs déformations sont très apparentes : et comme ils président à des mouvements très étendus, il est aisé de rechercher la limitation pathologique de ces mouvements.

C'est presque un lieu commun de dire qu'un nerf irrité devient douloureux, que les muscles qui en dépendent se contracturent, que si l'irritation progresse, le nerf cesse de les commander et qu'ils se paralysent : qu'enfin de leur inaction et de leur nutrition ralentie résulte leur atrophie.

Douleur, contracture, paralysie, atrophie, telles sont les différentes étapes de cette névrite.

Bien qu'elle puisse ne pas parcourir le cycle complet de cette évolution, que certains symptômes puissent manquer, ou être si atténués qu'ils passent inaperçus devant la prédominance des phénomènes otiques, qu'enfin, ils puissent être simultanés ou successifs, c'est pour la facilité de l'exposition selon cette succession que nous nous proposons de les étudier ici.

Douleur. — La douleur, si elle est en général la première manifestation de la névrite, n'occupe cependant pas le premier rang parmi les symptômes. Sous ses deux formes, spontanée ou provoquée, elle est rarement rapportée à sa véritable cause et si on la trouve partout signalée, presque partout aussi elle est mise sur le compte de la mastoïdite ou d'un abcès cervical profond.

De fait, l'examen le plus minutieux est quelquefois vain tant il est malaisé de reconnaître dans la douleur la part

qui doit revenir à la névrite ou à l'inflammation de voisinage, qu'il s'agisse d'une suppuration mastoïdienne,
d'adénite ou de thrombo-phlébite du golfe ou de la jugulaire.

La douleur spontanée due à l'irritation du nerf ou à sa
compression par le pus peut être continue avec exacerbations névralgiques ou intermittente comme dans l'observation de De Rossi. Elle peut faire défaut, et est souvent
si peu intense qu'il est alors difficile de savoir s'il y a douleur ou sensation pénible de tiraillement musculaire.

Outre la douleur, en effet, les malades se plaignent
presque constamment d'une *gêne pénible*, d'une sensation
de tension, de fatigue musculaire comparée par les malades à la sensation que donne une *bretelle trop fortement
serrée*. Ils en indiquent le siège à l'épaule, mais on la localise assez facilement à la partie externe du creux susclaviculaire. Elle est due à de la contracture, non encore
décelable à la vue. Cette sensation peut être aussi pénible
que la véritable douleur à laquelle elle survit assez souvent.

La douleur provoquée au contraire de la précédente existe
presque toujours et présente une certaine acuité. On l'obtient par la pression, et la connaissance de points spécialement douloureux permet de la différencier de la douleur
provoquée de la mastoïdite. Bien que le spinal puisse
être partout sensible à une pression un peu forte, on
obtient surtout de la douleur en deux points :

Un point supérieur siégeant sur le sterno-mastoïdien,
au niveau d'une ligne horizontale prolongeant le bord
inférieur du maxillaire;

Un point inférieur, moins net, à 2 travers de doigt au-dessus de la clavicule et en dedans de l'extrémité externe de cet os.

En outre quelques malades souffrent jusque vers la base du cou, vers la partie moyenne de la clavicule probablement du fait des anastomoses avec les nerfs cervicaux.

Bien que la douleur ne soit pas un signe d'une importance capitale, nous avons à dessein insisté sur elle parce qu'il est facile de la méconnaître, et qu'à notre avis bien des douleurs *dites mastoïdiennes sont dues à de la névrite spinale.*

Ce fait est si vrai que si, dans les observations d'*abcès du cou par phlébite de la jugulaire*, cette douleur accompagnée ou non de torticolis *est indiquée*, bien que mal précisée par les auteurs *au niveau du muscle sterno-mastoïdien* (Tassel, Gibert, Netter et Delpeuch, etc...). Il n'est même *plus fait mention* d'une douleur cervicale *dans les abcès du cou par mastoïdite.*

La douleur mastoïdienne prime tout.

A la vue, rien ne révèle extérieurement la névrite.

Par le palper, on ne peut constater l'augmentation de volume du nerf qu'on admet par analogie avec ce qu'on observe dans d'autres névrites. Ce fait a pu être constaté de visu au cours d'une opération chez un de nos malades.

Contracture. — Si la douleur n'est pas un signe toujours bien marqué, la *contracture*, au contraire, est un symptôme très caractéristique, bien que non constant. Elle peut se manifester sous deux formes : *contractions cloniques et contractures toniques.*

D'une manière générale, on peut dire que les *contractions cloniques* sont des raretés surtout si on leur oppose les contractures toniques relativement fréquentes.

Les contractions cloniques surviennent surtout chez les prédisposés ayant des tares nerveuses héréditaires ou personnelles. Il faut surtout invoquer cette influence dans les cas où à une lésion unilatérale répondent des spasmes cloniques bilatéraux se traduisant par des mouvements de salutation et réalisant le tic de Salaam. Les contractions cloniques sont le plus souvent unilatérales, les deux muscles sterno-cléido-mastoïdien et trapèze peuvent être atteints séparément.

« Quand le spasme est unilatéral, clonique et porte sur le sterno-mastoïdien, chaque contraction musculaire a pour effet de détourner la tête sur le côté opposé en même temps que du côté malade, le lobule de l'oreille et l'apophyse mastoïde se rapprochent de la clavicule. Le muscle contracté fait saillie sous la peau et se présente sous forme d'un gros cordon tendu. Quand le muscle trapèze est atteint de spasmes cloniques en même temps que le muscle précédent, les mouvements de rétropulsion de la tête et d'élévation de l'épaule sont plus accusés et parfois l'occiput et l'épaule arrivent au contact. Dans certains cas, les différents faisceaux musculaires du trapèze sont animés de contractions inégales ; en outre, l'omoplate subit des déplacements plus ou moins accusés. Chez certains malades, les contractions du sterno-cléido-mastoïdien et celles du trapèze ne se font pas simultanément. Ou encore les contractions de l'un ou l'autre de ces muscles peuvent être prédominantes. Enfin, ils peuvent être animés tous deux de spasmes identiques quant à leur durée et leur intensité (1). »

Ces accès de spasmes cloniques sont ou spontanés ou provoqués par un effort, une émotion. Ils peuvent cesser avec le sommeil, les accès varient en nombre et en durée. Il n'est pas rare que l'intensité du spasme augmente après chaque nouvel accès.

Dans l'observation de Wreden, il s'agissait de contractions cloniques unilatérales, par irritation de la branche externe du spinal due à la compression exercée par des lésions de périphlébites consécutives à une septico-pyohémie otique. Les contractions portaient à la fois sur le sterno-mastoïdien et sur le trapèze.

Observation VI.

Phlébite des sinus de la dure-mère d'origine otique. Contractions cloniques des muscles sterno-mastoïdien et trapèze rapportées à une irritation du spinal. — R. Wreden, Arch. f. Augen. und Ohrenheilkunde, Bd III, an. 74, 2ᵉ Abth., f. 97(2).

Le 28 *novembre* 1869, je fus appelé auprès d'un jeune homme de 15 ans qui avait été pris subitement de douleurs violentes dans l'oreille droite.

Le malade dès son enfance avait à plusieurs reprises présenté des manifestations scrofuleuses cutanées et se plaignait d'un catarrhe chronique du rhino-pharynx.

Au début de 1869, je le soignai à ma consultation pour un catarrhe double de l'oreille moyenne.

---

(1) H. Eichhorst. *Path. int.*, 3ᵉ édit., t. III, p. 625. Traduction française. Paris, G. Steinheil, 1889.

(2) Traduction due à l'obligeance de notre ami le Dʳ Jean Izard.

Du mois de mai à la fin novembre, son état s'était amélioré et son oreille ne laissait rien à désirer.

Hier dans la nuit, il fut surpris par des douleurs dans l'oreille droite, douleurs qui le matin s'accusèrent de plus en plus en obligeant sa mère à demander mon assistance vers le soir.

État actuel. — Malade très excité. Température élevée. Pouls 120. Peau chaude et humide. Visage et mains tuméfiés et rouges. Les narines contiennent du pus et des croûtes. Il y a un fort gonflement de la pituitaire. Les amygdales sont légèrement hypertrophiées, mais non ulcérées. Pas de toux. Examen des organes thoraciques et abdominaux négatif.

La région auriculaire droite est fortement gonflée et douloureuse au toucher. La peau n'est pas changée de coloration. Le gonflement est surtout localisé derrière l'oreille, sur la mastoïde, au milieu de laquelle un ganglion gros comme un pois proémine nettement. Les autres ganglions sont également pris et douloureux au toucher. Le ganglion pré-auriculaire est moins enflé, moins douloureux. Le pavillon est légèrement tuméfié, mais sans rougeur. Il est très sensible.

Le conduit auditif externe est rétréci par un empâtement diffus. Pas de rougeur, mais douleurs au toucher.

Le tympan n'est que partiellement visible, mais présente de l'inflammation diffuse et de la rougeur. Le manche du marteau est difficile à distinguer. Le triangle lumineux n'existe plus.

L'audition est mauvaise. La montre n'est entendue qu'au contact du pavillon ou de la région temporale. Le diapason placé sur le vertex, sur le zygoma, ou autres points du crâne, résonne dans l'oreille malade droite. Weber latéralisé à droite.

Le malade indique que les douleurs spontanées rayonnent du fond de l'oreille, dans toute la moitié droite de la tête et de la face, jusque dans les dents et *irradient par moments dans la région cervicale droite, jusqu'à l'épaule de ce côté.*

Les mouvements de mastication sont douloureux, la déglutition est difficile. Les bourdonnements d'oreille sont accompagnés d'une sensation de pulsations. Le malade a des vertiges constants, même couché. Debout il vacille, chaque pas résonne fortement dans sa tête.

Traitement. — Sangsues dans la région mastoïdienne, cataplasmes, gargarismes, etc.

29 novembre. — Après le traitement, les douleurs sont tellement diminuées que le malade a pu dormir toute la nuit. Le gonflement de la face et de la région auriculaire est moins accentué. La sensibilité à la pression est moins vive. Les mouvements de la tête sont libres. Le conduit auditif moins enflé n'est plus douloureux.

Le tympan est encore gonflé d'une manière diffuse, seul le manche du marteau est rouge (injection des vaisseaux). Bourdonnements et battements pulsatiles diminués. Audition meilleure (= 8″), vertiges disparus.

Température voisine de la normale. Pouls = 86. Le malade demande à manger et veut se lever. On le lui refuse, on le met à la diète absolue.

1er décembre. — Le malade n'a ni douleurs de tête, ni d'oreilles, pas de température, peu de bourdonnements d'oreille. L'audition encore diminuée est cependant meilleure (= 12″). Il mouche encore beaucoup de croûtes et de mucosités. Le gonflement et les douleurs de la région rétro-auriculaire ont disparu. Seules les glandes situées *au-dessous de la mastoïde* et la glande signalée sur la mastoïde même sont légèrement enflammées.

3. — Je fus de nouveau demandé, une aggravation soudaine s'étant produite.

Ce jour-là, le malade fut pris de frissons répétés, de vomissements, avec céphalée, vertiges et bourdonnements. A la suite, toute la partie droite du cou augmenta de volume, devint douloureuse.

La température est élevée, le pouls est plein, bat à 120. Œil normal.

Toute la moitié droite de la tête et de la face est très sensible à la pression. Douleurs spontanées dans cette partie de la tête.

L'oreille elle-même est peu sensible. Le malade ne souffre pas dans l'oreille, mais en arrière au-dessous d'elle et dans tout le côté droit du cou.

Le cou, depuis la mastoïde jusqu'à la clavicule, est énorme, mais il n'y a pas de rougeur. La douleur à la pression y est très marquée surtout sur le trajet de la jugulaire interne. La jugulaire externe est dilatée et subit des variations sous l'influence de la respiration. La carotide primitive bat fortement. *Le sterno-cléido-mastoïdien est très tendu.*

Examen otoscopique (comme le 29 novembre), l'audition est de nouveau diminuée (= 11").

Légère angine catarrhale. Pas de toux. Abdomen rétracté. Raideur des muscles abdominaux. Foie, rate augmentés de volume, très douloureux à la pression. La région épigastrique est sensible, la région iléo-cœcale ne l'est pas.

Intestin grêle et gros intestin normaux (au palper et à la percussion). A plusieurs reprises (une dizaine) le malade a eu des vomissements muqueux sans trace de bile. État nauséeux continu, langue blanche, rouge à la pointe, un peu sèche. Soif vive. Anorexie complète.

Traitement, glace à l'intérieur, compresses froides sur la tête. Friction sur la région cervicale.

4. — Visite du matin. État stationnaire. Mais dans la nuit précédente, délire, frissons répétés, vomissements fréquents, deux selles liquides.

Visite du soir, 6 heures. Fièvre, céphalée hémi-crânienne. Les vomissements persistent. Région cervicale moins volumineuse, moins douloureuse. La veine jugulaire externe n'est plus dilatée. Le malade a eu des épistaxis abondantes.

A 5 heures, frissons. Des *convulsions cloniques*, siégeant dans le cou apparaissent. *Il y a projection de la tête de côté, durée en tout trois minutes.*

5. — Examen du matin. Température plus basse. Pouls 96. Le gonflement du côté *droit* du cou a bien diminué ; la région est moins douloureuse. Les sterno-mastoïdiens sont relâchés.

Par contre, il s'est produit dans la nuit un œdème douloureux, du côté gauche du cou (phlegmatia alba dolens). *Les sterno-mastoïdiens sont fortement contracturés.*

Du côté gauche, la jugulaire externe est dilatée.

Cette phlegmatia gauche avait été précédée hier d'une amaurose complète de l'œil de ce côté, ayant duré plus d'une heure. Au dire des parents, l'aspect de l'œil était normal, les mouvements des paupières conservés.

Aujourd'hui, la vue est bonne également des deux côtés.

Réactions pupillaires normales ; sur la joue droite, érysipèle bulleux circonscrit.

Le malade se plaint de céphalée bilatérale, surtout frontale.

Pas de douleurs d'oreille, mais bourdonnements et vertige incessants. Tous les téguments de la tête à l'exception de l'occiput sont très sensibles à la pression. Ces douleurs sont surtout marquées au niveau de la région mastoïdienne gauche.

Au niveau de la face, seule la plaque d'érysipèle est douloureuse au toucher. Bourdonnements plus rares. Nausées persistent. Langue propre.

Pendant la nuit, frissons répétés, quatre selles liquides.

Examen à 4 heures (en consultation avec le Dr Eichwald).

L'érysipèle s'est montré sur les régions temporale et frontale droite, et a gagné le cuir chevelu.

Un examen attentif des organes abdominaux permet de déceler une hypertrophie énorme de la rate et du foie. Intestin grêle et gros intestin normaux. Dyspnée et points douloureux dans les inspirations profondes. A l'auscultation on ne trouve rien de notable.

Deux nouveaux accès de mouvements convulsifs portant la tête de côté (convulsions cloniques des muscles sterno-mastoïdien et trapèze).

Audition à droite 4″, à gauche 14″. Conduction osseuse, pour la montre, faible. Le côté droit du cou est encore moins volumineux, moins douloureux, à part les ganglions sous-mastoïdiens.

A gauche, douleur et gonflement encore prononcés.

Traitement. — Quinine, acide muriatique dilué. Compresses révulsives sur le ventre.

Le soir, à 11 heures et demie. — Température rectale, 40°,1. Pouls, 86. Respiration calme. Dans la journée, après l'examen fatigant pratiqué, le malade a eu du délire, accompagné de frissons et de sueurs. *Les convulsions dans les muscles du cou avec projection de la*

tête de côté se sont renouvelées. Vomissements. Douleurs à la déglutition, remarquées en buvant la potion ordonnée. Léger gonflement
diffus de la muqueuse du pharynx, sans ulcération. Intelligence
intacte. Pupilles normales et audition comme précédemment. Du côté
gauche, le cou est moins tendu, moins douloureux. Urines assez
denses, pas d'albumine.

6. — 3 heures. Délire toute la nuit, sommeil vers le matin.
Depuis, amélioration. Température, 38°,1. Pouls, 70. Pendant la
nuit, ni frissons, ni vomissements. Appétit léger, le malade prend
un peu de bouillon, bien toléré. Langue plus propre. Soif encore
vive. Amertume de la bouche. Deux selles liquides. Céphalée peu
marquée. Intelligence intacte.

Les téguments de la tête ne sont plus sensibles à la pression, qu'au
niveau des deux apophyses-mastoïdes et au front sur lequel l'érysipèle s'est développé davantage, descendant jusqu'aux sourcils, mais
en respectant le cuir chevelu. Il a gagné en outre la joue droite.

Les émissaires mastoïdiennes sont encore très douloureuses. Le
gonflement a presque complètement disparu des deux côtés du cou
qui n'est plus sensible à la pression.

Les muscles sterno-cléido-mastoïdiens sont relâchés. Depuis hier
soir il n'y a plus eu de convulsions cloniques dans ces muscles,
c'est-à-dire de projection de la tête de côté. Respiration calme. Inspirations profondes presque sans douleurs. Le foie et la rate seuls ne
sont plus douloureux qu'à une pression profonde. Par contre, région
épigastrique encore très sensible.

Audition notablement améliorée. A droite 8″, à gauche 30″. Conduction osseuse faible, diapason vertex prédomine à droite. Conduit
auditif à droite encore un peu gonflé et sensible à l'introduction du
spéculum. Tympan gonflé, avec rougeur diffuse. Pas de pus. Conduit
auditif gauche normal. Tympan légèrement dépoli. Pas de congestion.
Manche du marteau visible. Triangle lumineux diminué.

Vision normale. L'infirmier prétend avoir remarqué aujourd'hui
à plusieurs reprises du strabisme interne de l'œil droit.

Soir, 11 heures. Consultation avec le Dr Eichwald. Température rectale 37°,7. Pouls 68. Sommeil avec délire pendant toute la

journée. Depuis 3 heures et demie pas de selle, pas de vomissements. Le malade est triste, de mauvaise humeur.

En résumé, même état que le matin, mais érysipèle étendu
jusqu'aux sourcils et disparition de la fièvre.

7. — 3 heures. Température normale. Pouls 56. Le malade n'a
plus de fièvre, il se sent très bien. L'appétit commence à revenir.
Quelques aliments sont autorisés. Langue plus nette. Deux selles
liquides. Pas de vomissements ni nausées. Pas de vertiges. Lourdeur
de la tête persiste légèrement.

La moitié gauche de la tête (surtout la mastoïde) est encore un
peu sensible à la pression. L'érysipèle ne s'étend plus et a pâli sur
le front et la moitié gauche de la face.

L'œil droit est plus petit que le gauche, du fait d'un œdème pal-
pébral, sans rougeur. Épiphora et photophobie. Vision bonne. Œil
gauche normal. La moitié gauche de la face est œdématiée (sans
rougeur érysipélateuse, ni bulle). Réaction pupillaire normale des
deux côtés.

Audition comme la veille. Bourdonnements peu intenses. Le cou
n'est plus gonflé et la sensibilité a disparu à son niveau. Aucune manifestation nerveuse. Même traitement.

8. — 3 heures. Le malade a dormi depuis hier 4 heures jusqu'à
ce matin 9 heures sans interruption. Il se sent beaucoup plus fort
et il est plus gai qu'hier. L'appétit est bon. La langue est meilleure. Selle normale.

La moitié gauche de la tête n'est plus du tout sensible à la pression. La tête est seulement un peu lourde. Pas de douleurs. Le
malade se plaint seulement de l'œil droit, qui, très sensible à la
lumière, pleure et ne peut s'ouvrir du fait de l'immobilisation de la
paupière supérieure.

L'œdème de la paupière est encore très accusé. A l'examen du
globe oculaire, je trouvai un fort œdème de la conjonctive avec
exophtalmie. Réaction pupillaire faible (léger myosis). Vision assez
bonne, cependant moindre qu'à gauche.

Audition plus mauvaise des deux côtés que la veille, à droite 4″,
à gauche 14″.

Érysipèle de la face pâlit de plus en plus.

9. — 2 heures. L'amélioration continue. Le malade se sent mieux et veut se lever. L'appétit est excellent, la langue nette, rouge. Selle normale.

L'œdème de l'œil droit est moins accentué. Plus de photophobie. Cependant la paupière supérieure est encore immobile. L'œil gauche commence aussi à s'œdématiser, surtout la paupière inférieure. On ne remarque cependant pas d'épiphora. Il n'y a pas de photophobie.

Érysipèle disparu. La desquamation a lieu. Tête encore lourde.

10. — L'œdème de l'œil gauche a disparu dans la nuit. L'œil droit est guéri.

12. — Guérison complète; seule *la tête n'est pas complètement libre, surtout pendant les mouvements.* Le malade demande à sortir.

16. — Le malade a quitté la chambre il y a trois jours, et peut être considéré maintenant comme complètement guéri.

L'auteur, dans une note, montre que les phénomènes spasmodiques, observés dans les muscles du cou, sont dus à l'irritation du spinal, au niveau du golfe thrombosé.

Les deux muscles peuvent être atteints séparément :

OBSERVATION VII.

De Rossi : *Gaz. méd. it. lomb.,* oct. 1870, et *Arch. f. Ohr.,* 1873, p. 231.

Otorrhée droite durant depuis trois ans. Céphalalgie. *Douleurs intermittentes dans la nuque.* Gonflement douloureux de la partie droite du cou. Paralysie de la moitié droite de la langue. Durée de la maladie, trois semaines.

Autopsie. — *Partie supérieure de la jugulaire remplie d'un magma fétide et liquide ayant propagé probablement l'infection au nerf par contiguité.*

Ces crampes de la nuque ne peuvent être que des contractions spasmodiques de la portion supérieure du trapèze
par irritation du spinal.

Si les spasmes cloniques ou intermittents sont rares,
les *spasmes toniques* ou permanents sont assez fréquents.

Le *torticolis* « caput obstipum spasticum » est le symptôme le plus souvent signalé au cours des suppurations
cervicales d'origine otique. Ce symptôme, à notre avis
d'une importance capitale, puisqu'il est capable de dicter
un diagnostic et d'indiquer l'intervention, avait déjà été
mis en évidence par Gellé.

Car si le sterno-mastoïdien au cours des suppurations
otiques peut être atteint de myosite (Jonquières) (1) LE
TORTICOLIS EST LE PLUS SOUVENT FONCTION D'UNE NÉVRITE
SPINALE.

N'est-il pas en effet étonnant de voir le torticolis si
souvent signalé, là où les suppurations sont profondes
(suppuration par thrombo-phlébite dans les observations
d'Hartmann, Jaymes, Ludwig-Wolff, etc.), alors que dans
les suppurations superficielles par rapport au muscle, il
est beaucoup plus rare de les rencontrer. Ne faut-il pas
en chercher la cause dans les causes mêmes de la névrite :
le nerf courant d'autant plus de risques d'être lésé qu'il
est plus profond ?

De fait, en clinique, s'il a été facile aux auteurs d'expliquer le torticolis par altération musculaire, lorsque la sup-

---

(1) Jonquières. *Mon. f. Ohr.*, octobre 1896.

puration cervicale existe, il leur a été difficile d'interpréter ce symptôme quand manque la suppuration.

Force leur a été, à défaut d'explication meilleure, d'admettre soit une contracture réflexe, soit une périadénite irritant le muscle (Radzich) (1) alors qu'une adénite simple aurait suffi à rendre compte du torticolis par compression du nerf.

D'ailleurs, dans toute une série d'observations où le torticolis a été noté cliniquement, *l'irritation du nerf contrôlée par autopsie ne peut être mise en doute.*

OBSERVATION VIII.

Ostéomyélite du rocher avec phlébite du sinus latéral. Torticolis. —
JAYMES. *Thèse,* Paris, 1887-88, p. 53.

Jeune fille, 14 ans. Écoulement d'oreille gauche, torticolis. Sterno-cléido-mastoïdien douloureux, contracturé avec de petits ganglions à la partie supérieure.

Frissons, fièvre, céphalalgie. *Torticolis persistant.* Grandes oscillations de température pendant quinze jours. Mort.

Autopsie. — Emphysème au bord antérieur de l'apophyse et à la partie supérieure du cou sous le sterno-mastoïdien.

Foyer purulent entoure la veine jugulaire qui contient un liquide sanieux. Sinus plein de pus. Pus dans la caisse.

OBSERVATION IX.

Carie du rocher. Torticolis, foyer purulent entourant la veine jugulaire interne. Phlébite du sinus latéral suivi d'infarctus gangreneux des poumons, sans méningo-encéphalite concomitante. — HARTMANN,
Soc. anat., 1884, p. 614.

Fille de 14 ans, entrée à Trousseau, le 12 août 1884. Écoulement purulent de l'oreille gauche. *Torticolis datant de quinze jours.*

____

(1) RADZICH. *St-Petersb. med. Woch.,* 1889, n° 34.

Fièvre 40°,4. Sterno-mastoïdien gauche douloureux, contracturé; on sent au-dessous de lui, à la partie supérieure, de petits ganglions. Rien du côté de l'apophyse mastoïde. Signes généraux graves. Mort le 25 août.

Autopsie. — Infarctus pulmonaires nombreux. A la partie supérieure du cou, sous le sterno-mastoïdien, on trouve, *entourant la veine jugulaire interne, un foyer purulent.*

Sinus latéral a un contenu purulent; oreille moyenne, pleine de pus grisâtre.

Observation X.

Tubercule du rocher. Torticolis. Collection dans la gaine des vaisseaux.
Phlébite d'une partie des sinus de la base du crâne. — Tassel,
Soc. anat., 1854, p. 276.

B...., garçon marchand de vin, 37 ans. Otorrhée chronique droite avec surdité depuis l'âge de cinq ans. Douleurs de tête depuis deux mois. Fièvre depuis huit jours, survenant par accès et accompagnée de frissons.

23 *septembre.* — Douleurs au niveau du cou très exagérées par la pression. *Torticolis.* Pas de rougeur, ni d'empâtement. Quelques jours plus tard (4 octobre), rougeur de la peau du cou en arrière du sterno-mastoïdien. Léger empâtement à ce niveau; frissons.

Gonflement augmente les jours suivants, s'étend au cou, en arrière jusqu'à l'angle postérieur de l'omoplate, au cuir chevelu, à la face. Exophtalmie, surtout à droite. Mort le 16 *octobre.*

Autopsie. — En enlevant le sterno-mastoïdien, on trouve à la partie supérieure une collection purulente occupant la *gaine des vaisseaux.*

Veine jugulaire oblitérée à sa partie moyenne, saine dans sa partie inférieure. Dans la partie supérieure, les parois de la veine sont détruites et ne peuvent se distinguer du foyer purulent qui remonte vers le golfe de la jugulaire.

Méningite purulente de la base. Pus dans les sinus du côté droit.

Perforation du rocher *au voisinage du golfe de la jugulaire*. Articulation occipito-atloïdienne droite pleine de pus. En avant de la colonne vertébrale, sous les muscles droit antérieur et long du cou jusqu'au corps de la troisième vertèbre cervicale, il y a du pus qui semble avoir eu pour point de départ l'articulation malade.

Cavité anfractueuse formée aux dépens des cellules mastoïdiennes et de l'oreille moyenne, et remplie de matière caséeuse.

Dans deux observations, où le torticolis figure parmi les symptômes, l'explication pathogénique semble avoir été donnée *par l'intervention* qui à ce point de vue a eu la valeur d'une autopsie.

Observation XI.

Thrombose du sinus transverse. Pyémie. Torticolis. Abcès périjugulaire. Opération. Guérison. — Ludwig-Wolff, *Monatschrift für Ohrenheilkunde*, 1897, n° 2, p. 49.

Femme de 21 ans. Souffre de l'oreille droite depuis trois semaines. Écoulement d'oreille purulent depuis peu de temps, avec céphalalgie, sensibilité derrière l'oreille droite, puis gonflement du cou du côté droit. *Torticolis.* A l'examen : gonflement le long du sterno-mastoïdien droit, très douloureux à la pression ; impossibilité de sentir la veine jugulaire indurée au milieu des parties tuméfiées. Mastoïde droite sensible à la pression et légèrement œdémateuse, conduit auditif gonflé, impossibilité d'examiner l'oreille moyenne.

Fièvre élevée, pouls fréquent ; frisson la nuit suivante et le lendemain.

La fièvre élevée (40°), les frissons, le gonflement de la rate, le gonflement et la douleur du cou font porter le diagnostic de phlébite du sinus.

Ouverture de la mastoïde trois jours après ; curettage d'une cavité pleine de fongosités.

Ouverture du sinus d'où l'on sort un caillot non fétide avec la curette. Hémorragie provenant du bout périphérique du sinus, cyanose de la face: on réserve la ligature de la jugulaire interne dans le cas où les frissons reviendraient.

État général persiste à être mauvais les jours suivants; température toujours élevée, atteint 40°,8.

Au bout de quatre jours, abcès métastatique du coude gauche.

Grande oscillation de température, disparition des râles pulmonaires.

Dix jours après l'opération, douleur du côté droit du cou: infiltration le long du maxillaire inférieur, et *le long du muscle sterno-cléido-mastoïdien*, qui augmente beaucoup en une semaine. Fluctuation peu nette. Incision sur le bord postérieur du muscle sterno-mastoïdien. Ouverture d'un abcès situé profondément sous le muscle et *provenant bien de la jugulaire*: *contenu très fétide et gazeux*. On fait communiquer la plaie avec celle de la mastoïde et on tamponne à la gaze iodoformée. Après l'opération œdème énorme de la joue droite, douleur à la déglutition, œdème du voile du palais.

Atténuation des symptômes les jours suivants; ouverture d'un abcès au-dessus de l'articulation sterno-claviculaire droite.

Guérison trois mois après le début de la maladie.

Observation XII (résumée par Collinet).

Otite moyenne purulente aiguë gauche. Torticolis. Adénophlegmon du cou. Foyer purulent s'étendant jusqu'à la gaine des vaisseaux. Guérison. — Hamon du Fougeray, *Congrès français de chirurgie,* 21 octobre 1896, p. 371.

Homme, 43 ans, bien portant habituellement, contracte, le 18 août 1895, une otite moyenne suppurée gauche, à la suite d'une angine. Perforation du tympan. A l'œil gauche, congestion des vaisseaux de la papille. Fièvre. Température oscille entre 39°,2 et 38. Écoulement séro-purulent, abondant au début.

24 août. — Amélioration de tous les symptômes.

7 septembre. — A la suite d'un refroidissement, retour des douleurs de tête, rougeur et empâtement de la région rétro-auriculaire inférieure, s'étendant à la partie latérale et supérieure du cou.

Le soir 40°.

Les jours suivants, l'inflammation gagne de plus en plus la région cervicale. *Torticolis.*

Du 16 au 24 septembre, diminution de la fièvre.

Écoulement devient franchement purulent et moins abondant.

24. — Temp. 39° le matin, 40° le soir. La région latérale du cou est chaude et empâtée ; pas de fluctuation. Le malade peut à peine ouvrir la bouche ; déglutition difficile. Rétrécissement de la pupille gauche.

30. — Fluctuation profonde vers le bord inférieur du bord postérieur du sterno-mastoïdien, dont le corps est projeté en avant. Large incision de la peau à ce niveau, ouverture des tissus sous-jacents à la sonde cannelée. Issue d'une grande quantité de pus. Le foyer purulent est situé en arrière du sterno-mastoïdien et *s'étend jusqu'à la gaine du faisceau vasculo-nerveux.* La sonde pénètre en bas et en dedans jusqu'à 12 centimètres. Drainage. Pansement phéniqué. Amélioration et guérison rapide.

Cessation de l'écoulement d'oreille. A la fin d'octobre, guérison complète, ouïe presque normale. Dans le pus de l'oreille, on a trouvé à différentes reprises du staphylocoque blanc et doré et du streptocoque.

Le pus du phlegmon du cou ne contenait que du streptocoque.

A aucun moment on n'a constaté de mastoïdite.

Donnons enfin pour terminer la pathogénie du torticolis otique les *résultats des observations de Gellé chez l'homme et les animaux.*

Cet auteur chez 5 lapins atteints de contracture permanente du cou avec déviation extrême et torsion de la tête, a trouvé comme point de départ une suppuration de la bulle (oreille moyenne) isolée ou associée à des lésions de voisinage.

Les observations chez l'homme lui ont d'autre part permis de grouper les divers cas de torticolis suivant l'époque de son apparition par rapport à la lésion otique.

Le torticolis peut en effet se rencontrer *avant tout symptôme d'otite*, et doit la faire rechercher.

Une lésion de l'oreille moyenne agirait-elle sur le spinal par des ganglions (cas de Radzich)?

Ou bien *un malade porteur d'une lésion otite ancienne présente du torticolis*, puis des accidents cérébraux graves.

Le spinal serait-il lésé par une suppuration au niveau du trou déchiré?

Enfin dans d'autres cas une *otite suppurative se complique de mastoïdite* envoyant *des fusées purulentes* en dedans vers les vaisseaux, en bas vers le sterno-mastoïdien.

Ici les deux trajets profond et inférieur peuvent atteindre le nerf.

Nous voyons que ces faits sont superposables aux précédents. Il est donc bien évident que le *torticolis par névrite* est un symptôme plus fréquent qu'on ne pourrait croire à la lecture des observations.

Voyons maintenant comment ce *torticolis se présente en clinique.*

Dans le torticolis vrai névritique les deux muscles sterno-mastoïdien et trapèze ne sont pas toujours pris simultanément ni avec la même intensité. Et pour chacun d'eux certains faisceaux sont particulièrement intéressés.

Ce fait dépend de leur mode d'innervation.

Leroux.

Tandis que pour Cruveilhier (1) le spinal et la 3me cervicale formaient au muscle un plexus d'innervation, Maubrac par son étude de l'anatomie humaine et comparée, était arrivé à dissocier quatre chefs : trois superficiels et un *profond* plus important, étendu de la clavicule à la mastoïde, *ce dernier seul innervé par le spinal et presque exclusivement par lui.*

Par nos dissections nous avons pu nous rendre compte de l'extrême variabilité du mode de répartition des branches nerveuses dans les différents faisceaux, mais nous avons toujours contrôlé ce fait.

Il y a donc une innervation spéciale pour chaque chef et si Farabeuf (2) pouvait dire que le torticolis a frigore n'atteignait pas ce chef profond, nous pourrions ajouter que dans le torticolis névritique d'origine otique c'est lui seul qui presque toujours est atteint.

Duchenne de Boulogne (3) par l'électro-physiologie et l'observation clinique avait également conclu à *l'indépendance nerveuse des deux portions.*

Dans la névrite spinale d'origine otique, le torticolis portant principalement sur le *faisceau cléido-mastoïdien,* on observera pour un léger degré de contracture, d'abord de la flexion de la tête du côté malade c'est-à-dire de l'*inclinaison latérale de ce côté.*

Si la contracture est plus forte il y aura un léger degré

---

(1) Cruveilhier. *Traité d'anatomie humaine,* t. I.

(2) Farabeuf. Cours inédit, 1898.

(3) Duchenne, de Boulogne. *Physiologie des mouvements,* 1867, p. 715 et 745.

de rotation qui portera le menton sur l'épaule saine. Mais cette dernière attitude est toujours TRÈS PEU MARQUÉE par rapport à l'inclinaison latérale, c'est ce qui permettra de différencier la contracture de ce chef profond, d'avec celle du chef superficiel qui donne avant tout de la rotation.

Les auteurs qui ont étudié le torticolis d'origine otique ont bien signalé que *l'attitude n'est pas toujours détermi-née avec netteté, qu'il y a surtout inclinaison de la tête, du côté malade, la rotation étant souvent nulle ou à peu près.*

Mais ils expliquent ce fait par l'antagonisme qu'il y a entre le splénius et le sterno-mastoïdien (1). La théorie par névrite nous semble exacte. Cette attitude particu-lière de la tête pourrait servir à faire le diagnostic entre une myosite, où l'action des deux faisceaux musculaires se combine et une névrite sp^i · où elle reste isolée.

Isolée, la *contracture du trapèze,* par névrite spinale, est exceptionnelle. Associée à celle du sterno-cléido-mastoï-dien elle est rare, peut-être est-elle masquée par celle-ci. Dans tous les cas, les différentes portions du trapèze ne sont pas également frappées ; la contracture porte d'abord et surtout sur la *portion supérieure* du muscle.

On n'en connaît pas la raison : est-ce à cause de *l'extrême facilité avec laquelle cette portion se contracte?* « Je ne connais pas, écrit Duchenne (2), de faisceaux mus-culaires plus excitables que ceux qui composent la portion claviculaire du trapèze. C'est au point qu'un courant élec-trique qui suffirait à peine pour faire contracter les por-

---

(1) BROCA et LUBET-BARBON. *Loc. cit.*
(2) DUCHENNE. *Physiologie des mouvements,* p. 5.

tions moyenne et inférieure de ce même muscle, produit déjà des contractions énergiques dans les faisceaux de la portion claviculaire. » Mais l'auteur attribue cette grande excitabilité à la branche externe du spinal, interprétation mauvaise, puisque elle est basée sur une erreur anatomique (Poirier).

D'après Hirschfeld, en effet, la branche externe de ce nerf se divise sur la face antérieure du muscle en filets ascendants et filets descendants, s'anatomosant avec les branches antérieures des 3ᵉ et 4ᵉ cervicales et innervant les trois portions du trapèze.

D'autre part, nos observations nous ont montré que dans les cas de névrite spinale, les trois portions du muscle étaient plus ou moins intéressées. La sensibilité si spéciale de la portion claviculaire n'est-elle pas due à la quantité plutôt qu'à la qualité de ses rameaux d'innervation. Épuisé par les filets terminaux qu'il a déjà donnés aux portions sus-jacentes, le spinal dans la partie inférieure du muscle est plus susceptible, la paralysie plus précoce, la contracture passant généralement inaperçue. L'atrophie qui porte surtout sur cette portion semble bien vérifier cette hypothèse.

Comment la contracture du trapèze nous apparaît-elle cliniquement ?

Si la contracture atteint la portion supérieure (claviculaire), il y a inclinaison de la tête du côté malade, *latéralement et un peu en arrière*.

On sent, au palper, la *corde de ce faisceau trapézien* contracturé. Le sterno-mastoïdien du côté sain fait saillie, mais il est facile de s'assurer, en redressant la tête verticalement sans détruire la rotation, qu'il n'y a ni contracture de ce muscle, ni paralysie de son congénère.

Quand, plus rarement, la contracture aura gagné la portion moyenne (acromiale) du muscle, on observera de *l'élévation au moignon de l'épaule*, du rapprochement du bord spinal et surtout de l'angle interne de l'omoplate vers la ligne médiane; mais de l'écartement de l'angle inférieur et de l'élévation en masse du scapulum.

Quand enfin exceptionnellement, la portion inférieure (épineuse) sera intéressée, l'angle interne s'abaissera en même temps que s'effacera et sera attiré en arrière le moignon de l'épaule.

La contracture peut porter sur les trois portions, mais en général elle n'est pas aussi étendue, *elle se limite à la portion supérieure*. Souvent même elle passe inaperçue, mais existe au moins partiellement, puisque, presque partout, la douleur musculaire témoigne de sa présence. Mais elle est en général de courte durée, transitoire. Les muscles atteints n'ont jamais le temps de s'hypertrophier; leur antagoniste, celui de s'atrophier; des scolioses n'ont pas besoin de s'établir, car rapidement elle cède le pas au relâchement musculaire traduisant la parésie puis la paralysie, s'accompagnant presque toujours d'atrophie plus ou moins marquée.

Paralysie. — La paralysie proprement dite peut apparaître d'emblée ou bien, au contraire, avoir été précédée de torticolis.

Dans ce dernier cas, le torticolis a pu disparaître spontanément, ou à la suite d'une intervention chirurgicale. le malade s'en réjouit et comme sa lésion otique le confine au lit et l'oblige à des pansements étendus et serrés, s'il constate la disparition de ce symptôme il n'a pas remarqué l'évolution progressive de ceux qui vont lui succéder.

Précédée ou non par le torticolis, la *parésie*, puis la *paralysie* s'installent. C'est au cours des pansements que le malade éprouve la première gêne à tourner la tête, et un *tiraillement pénible* à la base du cou. Il ne s'en inquiète pas et met ces deux symptômes sur le compte d'un pansement trop serré, et de son immobilisation forcée.

Cependant, *étant couché*, s'il veut *se lever sur le coude*, ce mouvement lui est difficile. *Étant levé*, il éprouve immédiatement de la *fatigue de ce côté*, surtout quand il marche les bras ballants. Il est soulagé de cette gêne douloureuse en rapprochant le coude du corps. Veut-il élever *le bras horizontalement* il n'y parvient qu'avec une grande difficulté. *S'il veut boire*, il ne peut porter un verre à sa bouche. Il ne peut *hausser les épaules*, et constate dans ce mouvement qu'une épaule reste plus basse. Débarrassé de son pansement, il *tourne difficilement* la tête. A ce moment, la douleur spontanée est en partie disparue, mais la sensation de tiraillement persiste et les troubles de motricité lui font réclamer l'examen.

Si on examine le malade *assis et de face*, en ayant soin de placer sa tête verticalement, on constate que l'épaule est abaissée de un à plusieurs centimètres du côté malade, car la tonicité des portions claviculaire et acromiale du trapèze est très diminuée. Sa masse charnue apparaît plus flasque, son bord supérieur présente de ce fait une concavité supérieure.

L'observe-t-on debout, l'abaissement de l'épaule s'exagère, à moins que l'angulaire de l'omoplate ne vienne suppléer par sa contracture à l'action du muscle paralysé. C'est ce qui a lieu habituellement; il diminue alors l'abaissement de l'épaule, et l'on voit la *saillie du muscle* qui interrompt la régularité du bord supérieur du trapèze vers sa partie moyenne. Celui-ci n'ayant plus d'action sur la clavicule, l'extrémité externe de cet os est entraîné en dehors et en arrière par la pesanteur, mais surtout par les muscles qui, agissant sur l'omoplate, ont une action indirecte sur lui, d'où résultent des déformations des régions sus et sous-claviculaires.

Les contractions du trapèze n'étant plus visibles, celles du peaucier sont d'autant plus apparentes si on fait porter le menton du malade sur le côté sain.

La distance du sommet de l'acromion, au milieu de la fourchette sternale, est un peu diminuée du côté paralysé (la différence est de 1 à 1^{cm},5 environ). Le moignon de l'épaule, sous l'influence de la paralysie de la portion moyenne, *se porte en avant creusant la poitrine,* arrondissant au contraire l'épaule en arrière.

Si on examine le malade en arrière, l'ayant fait asseoir à califourchon sur une chaise, on devrait observer, soit au repos, soit dans les différents mouvements qu'on lui commande, un *abaissement de l'acromion, un rapprochement de l'angle inférieur de l'omoplate, de la ligne médiane; un abaissement en masse du scapulum :* attitude opposée à celle qu'on obtient par contraction de la portion du trapèze insérée sur l'acromion et la portion externe du scapulum. En réalité, dans bon nombre de ces cas. les muscles antagonistes élévateurs suppléent si bien à l'action de ce faisceau paralysé qu'ils dépassent parfois le but et que l'on observe de l'élévation. L'omoplate est suspendu par son angle interne comme un triangle par son sommet.

Si le malade est *examiné debout et en arrière*, les mains sur la couture du pantalon, on constate que le *bord spinal de l'omoplate est plus éloigné que normalement* des apophyses épineuses. Qu'il y ait élévation ou abaissement de l'angle interne de l'omoplate, la différence à la mensuration, au niveau de l'épine de l'omoplate, est de 2 centimètres environ.

Quand il y a abaissement de l'angle interne, cette différence est toujours moindre au niveau de l'angle inférieur, ce qui explique que même dans ce cas les angles inférieurs des deux côtés soient *sur un même plan horizontal*.

Ces différences sont encore plus appréciables dans les mouvements d'élévation directe en l'air ou d'élévation en croix des bras.

Quand il y a élévation de l'angle interne, l'angle inférieur est plus élevé de ce côté. Quant à l'angle externe et au moignon de l'épaule ils sont toujours abaissés (haussement des épaules).

En résumé: Il y a donc: 1° une translation du scapulum en dehors, qui éloigne également de la colonne les angles interne et inférieur; 2° un abaissement total de cet os, qui abaisse les 2 angles également; 3° un mouvement de sonnette qui relève un peu l'angle inférieur en le rapprochant de la ligne médiane et abaisse l'angle supérieur en l'éloignant de la ligne médiane.

En général on observe *peu de troubles moteurs dus à la paralysie du sterno-mastoïdien.*

On n'observe d'*attitude vicieuse* due au relâchement musculaire d'un côté que très tardivement, si le muscle congénère se contracture. Les muscles pré-vertébraux qui normalement maintiennent la tête en équilibre sur la colonne cervicale luttent encore efficacement. *Une légère inclinaison de la tête du côté sain avec élévation du menton du côté malade, une très faible rotation de* la tête portant le menton vers le côté malade ont pu être notées.

Les *mouvements actifs* de flexion directe en avant se font relativement bien, mais sont dus à l'action des muscles profonds dont la contraction est visible dans le fond du creux sus-claviculaire. Il faut signaler une différence entre les *mouvements de rotation qui sont mieux obtenus* que les mouvements de flexion latérale ; ceux-ci s'opérant par action du chef profond innervé par le spinal lésé.

Les mouvements passifs de la tête sont normaux, mais si on fait contracter successivement le sterno-cléido-mastoïdien des deux côtés en portant le menton du malade sur l'épaule opposée en lui conseillant de résister à ce mouvement, on constate la saillie du muscle du côté sain, l'absence de contraction du côté malade.

La flexion directe en arrière se fait bien, mais seulement par l'action des muscles grand complexus et splénius. Le sterno-mastoïdien du côté malade n'intervient pas dans ce mouvement.

Tels sont les signes moteurs de la paralysie du spinal. Il est nécessaire de compléter l'examen par la recherche *des différents mouvements dévolus aux muscles voisins* pour bien s'assurer qu'il s'agit d'une paralysie isolée du spinal, non associée à celle des nerfs cervicaux par exemple.

Atrophie. — D'ailleurs la paralysie s'accompagne toujours d'une *atrophie* plus ou moins marquée des muscles innervés par la 11ᵉ paire. Cette atrophie jointe à la perte de tonicité détermine des déformations.

En avant le moignon de l'épaule est généralement sur un plan plus antérieur que normalement, la *clavicule est plus saillante, les creux sus et sous-claviculaires plus profonds,* par suite de l'atrophie du trapèze et du sterno-mastoïdien.

En arrière les saillies de l'omoplate sont bien visibles, les creux *sus et sous-épineux déprimés, le bord spinal de l'omoplate* est bordé à sa partie interne par un sillon ; la masse charnue du trapèze est souvent moins atrophiée dans sa partie supérieure, ultimum moriens des atrophies de ce muscle, dit Poirier. Mais souvent aussi sa portion inférieure ne participe pas à l'atrophie.

C'est donc surtout la *portion moyenne* qu'elle intéresse surtout et l'atrophie y est souvent assez prononcée pour qu'il soit possible de percevoir la saillie du rhomboïde.

Réactions électriques. — Elles règlent le pronostic. Leurs modifications suivent de près celles de l'état du nerf et partant du muscle. Cet état correspond autant qu'on peut en juger à ce qui existe pour la paralysie faciale(1).

A ce point de vue, par analogie avec cette dernière, pour laquelle Erb admet trois formes, nous distinguerons à la paralysie spinale: *une forme légère* où les réactions

____

(1) Eichhorst. *Loc. cit*, p. 579 et 566.

sont celles de nerfs et muscles sains ; *une forme moyenne* où les réactions du nerf sont incomplètes, celles des muscles perverties (réaction de dégénérescence partielle d'Erb) ; *une forme grave* où les réactions du nerf sont abolies, ainsi que celles du muscle (réaction de dégénérescence complète).

S'agit-il d'une forme *légère*, les modifications d'excitabilité du nerf ou des muscles sont nulles ou à peine marquées. Souvent même on observe une légère augmentation de l'excitabilité du nerf. Si le même état se montre jusqu'au 7e jour, le pronostic est très favorable. La guérison est observée en 2 ou 3 semaines *spontanément*.

S'il s'agit de la *forme moyenne* des modifications sont observées du côté du nerf et des muscles. Du côté du nerf, dès les premiers jours il peut y avoir de l'augmentation de la contractilité ; vers la fin de la première semaine, les courants galvanique et faradique donnent des contractions moins marquées ; mais des contractions minima sont obtenues du côté sain et du côté paralysé avec des courants d'intensité égale.

Il n'y a pas de modification ultérieure.

Par contre, du côté du muscle, pendant les 2e et 3e semaines on peut déceler des modifications quantitatives et qualitatives. Diminution de l'excitabilité au courant faradique. Diminution, puis augmentation de l'excitabilité au courant galvanique avec des contractions lentes, paresseuses. On notera aussi l'inversion de la formule normale de l'excitation galvanique des muscles.

En 4 à 6 semaines, 8 à 10, on observe la guérison. Souvent les mouvements volontaires sont de retour, alors que les modifications de l'excitabilité galvanique du muscle sont encore observées. La paralysie disparaît sans laisser de traces.

Dans la forme grave, l'excitabilité galvanique ou faradique du nerf tend à devenir nulle ainsi que celle du muscle pour laquelle la formule précédente est observée.

Erb et Hitzig ont attiré l'attention sur ce fait, que si on percute légèrement les muscles, on observe des contractures tétaniques (excitabilité mécanique des muscles).

Dans ces cas graves, le temps qu'exige la guérison est parfois considérable, un an et demi et même davantage.

Les contractions volontaires n'apparaissent guère que vers le 2e ou 3e mois.

Le pronostic de la paralysie dépend donc des résultats de l'examen électrique. D'une façon générale on peut dire qu'il est moins sévère chez les *sujets jeunes* en raison de la rareté même des formes graves chez ces sujets. Ces formes graves sont souvent *rebelles à tout traitement*. Ailleurs la guérison reste incomplète et on peut observer des *spasmes* et des *contractures* dans les muscles jadis frappés de paralysie.

OBSERVATION XIII (Personnelle).

Mastoïdite. Suppuration cervicale. Trépanation. Paralysie simple du spinal. (Hôpital Saint-Antoine, service du Dr Lermoyez.) (1).

Led..., Auguste, 61 ans, ferblantier, entre à l'hôpital Saint-Antoine, service du Dr Lermoyez, salle Itard, lit n° 6, le 11 avril 1904

(1) Robert LEROUX. *Annales des maladies de l'oreille et du larynx*, vol. XXXI, avril 1905.

pour un écoulement d'oreille, céphalée violente et tuméfaction de la région mastoïdienne.

Antécédents héréditaires. — Père et mère morts à 70 et 74 ans, avaient toujours été bien portants.

Antécédents collatéraux. — Frère 66 ans, bien portant.

Antécédents personnels. — A 3 ans, rougeole, à 15 ans, bronchite capillaire, à 42 ans, variole ; 5 enfants bien portants, 3 enfants morts jeunes de méningite et d'entérite.

A l'âge de 4 ans, otorrhée purulente double ayant duré 5 à 6 mois, ayant complétement guéri. Il a toujours été enroué. L'écoulement et les douleurs n'ont jamais reparu jusqu'à il y a trois semaines.

Le 6 mars. — Grippe.

Le 10. — Violente céphalée localisée au côté droit, insomnie, élancements douloureux dans l'oreille.

Traitement. — Sulfate de quinine, antipyrine.

Le 16. — Écoulement d'oreille, peu abondant, siège à droite. Les maux de tête diminuent d'intensité.

Traitement. — Injection d'eau tiède (5 à 6 fois par jour), tampon d'ouate dans le conduit auditif.

Pendant quelques jours ce traitement est continué, l'écoulement augmente, la région mastoïdienne s'œdématie, devient douloureuse et le médecin conseille au malade de consulter à l'hôpital.

Le 11 avril, il entre dans le service.

Examen. — Au niveau de la région mastoïdienne on constate une tuméfaction très accusée qui s'étend en arrière vers l'occipital à un travers de main du pavillon, en haut vers le pariétal, en bas vers la région carotidienne. La peau qui la recouvre est rouge, chaude, douloureuse, tendue.

Par la pression superficielle le doigt laisse une empreinte : œdème inflammatoire périphérique.

Au niveau de la mastoïde on obtient par le palper de la fluctuation.

La pression profonde au niveau de l'antre fait sourdre un flot de pus crémeux et légèrement sanguinolent, ce qui fait penser à l'existence d'une large perforation de la corticale au niveau de l'antre.

Le conduit auditif est rempli de pus qui coule abondamment et imprègne en quelques heures le pansement.

L'examen du tympan est difficile. Cependant il paraît présenter une large perforation postéro-inférieure.

Les douleurs vives au niveau de la mastoïde présentent les irradiations classiques et sont exagérées par la pression.

La région cervicale est assez souple et la jugulaire interne paraît indemne.

L'état général est mauvais, la température oscille autour de 39° et présente la courbe des septicémies. Pas de frisson. Pas de phénomènes méningés.

Le 14 *avril* 1904, l'opération sur les indications précédentes est décidée et pratiquée par notre ami P. Laurens, assistant de M. Lermoyez.

Dès l'incision rétro-auriculaire, le pus coule abondamment.

Après rugination, la corticale externe est mise à nu, elle présente un peu au-dessous de l'antre, immédiatement en arrière du bord postérieur du conduit, une perforation quadrilatère de 1 centimètre de côté environ. Du pus en sort. Elle laisse percevoir des fongosités grisâtres putrilagineuses.

Après un curettage soigné de ces fongosités on va à l'antre par lequel une petite curette pénétrant dans la caisse en extrait le marteau.

En partant de l'antre, on ouvre systématiquement toutes les cellules mastoïdiennes qui sont bourrées de fongosités. En bas, *vastes cellules de pointe*; la pointe est réséquée. En haut, cellules squameuses. En arrière, le sinus latéral est mis à nu, il paraît normal. Pansement à la gaze stérilisée.

Ces pansements sont renouvelés jusqu'au 27 *avril* 1904 où l'attention est de nouveau en éveil.

Bien qu'il n'y ait pas eu de frisson, la température est montée assez rapidement: 39° le soir (courbe septicémique). Par la plaie la suppuration est très abondante, le pus est devenu phlegmoneux.

En arrière de l'angle du maxillaire, la région mastoïdienne est augmentée de volume et fait saillie sous forme d'une masse de la grosseur d'une orange environ. La peau est normale, *le muscle sterno-mastoïdien est tendu* comme un arc. Par le palper on constate de l'empâtement. Par la pression on fait sourdre le pus par deux endroits nettement distincts :

1° *Au niveau de l'angle inférieur de la plaie* sur la face externe des reliquats de la pointe mastoïdienne ;

2° *En profondeur, au niveau de la partie dénudée du sinus latéral (ce pus reflue par le trou déchiré postérieur)* la suppuration est extrêmement abondante.

Par l'aditus le valsalva ne donne pas de pus.

27. — La température est à 39° le soir.

28. — La température est à 38° le matin. Pas de frisson. 40 respirations par minute. Extrémités cymosées. Pouls à 80.

À l'auscultation, on ne trouve rien au cœur. Au poumon, quelques frottements anciens à la base droite.

Le 29. — Une nouvelle intervention est décidée, pratiquée par notre maître M. Lermoyez :

Incision cervicale partant de l'incision mastoïdienne et suivant le bord antérieur du sterno-cléido-mastoïdien droit. Ouverture à la sonde cannelée d'un vaste foyer purulent qui est nettoyé et drainé.

Ce foyer siège dans l'espace sous-parotidien postérieur.

Dans le fond de la plaie la pointe de l'apophyse styloïde apparaît rugueux et nécrosé. Sont mis à nu, les gros vaisseaux du cou, carotide interne et veine jugulaire.

On observe très nettement et on a pu noter que le spinal traversait le foyer morbide à la façon d'un cordage de navire, dans cette région disséquée par le pus. On a été frappé par son aspect fongueux, sa coloration rouge, sa tuméfaction et l'on a recherché sitôt l'opération terminée, comme on le fait habituellement pour le nerf facial au cours des évidements, les signes de paralysie du spinal.

Deux jours après le malade n'avait aucune difficulté pour *tourner la tête* **ou pour** *lever l'épaule de ce côté.*

6 mai. — L'amélioration est notable. L'exploration à la sonde montre l'existence d'une fistule de 3 centimètres de profondeur dirigée en arrière, dans la masse musculaire de la nuque et par laquelle

sourd du pus verdâtre et bien lié. On n'arrive sur aucun point osseux dans cette direction.

Pendant tout le mois de mai la plaie est pansée tous les deux jours. On draine avec soin le trajet fistuleux (gaze stérilisée). On établit également le drainage du foyer purulent (gaze recouverte de ouate stérilisée) qui donne de moins en moins de pus. La cavité de l'évidement est tamponnée, serrée.

Le 8 *juin*, l'état général est excellent. La cavité de l'évidement commence à s'épidermiser. On observe une toute petite fistule au niveau de la pointe mastoïdienne.

Au niveau du cou, le grand trajet fistuleux n'est pas encore complètement fermé. On arrive sur la pointe de la styloïde nécrosée non sentie (mais non éliminée puisque la plaie reste ouverte).

Pendant le mois de juin cet état local s'améliore très rapidement et dans les premiers jours de juillet le malade peut être considéré comme guéri.

*
* *

Voici maintenant l'histoire de la *névrite* spinale.

Le 29 *avril* nous avons vu que lors de la 2ᵉ intervention on s'était inquiété des altérations du nerf dues à son contact prolongé avec le pus et que deux jours après,

Le 31. — Il n'y avait encore aucun signe évident de paralysie. Mais 10 jours après,

Le 10 *mai*. — Le malade étant couché veut se soulever sur le coude droit, ce qui lui est extrêmement difficile.

Il éprouve à l'occasion de ce mouvement *une gêne pénible*, *une sorte de tiraillement* dans le creux sus-claviculaire et précise un point à 2 centimètres au-dessus de la clavicule à 4 travers de doigt en dedans de l'extrémité externe de cet os.

Étant levé, le malade cherche à exécuter différents mouvements ; il a une grande difficulté à élever le bras horizontalement.

Quand il marche les bras ballants, il éprouve aussitôt une fatigue douloureuse dans l'épaule droite, ce qui lui fait immobiliser le bras de ce côté.

Ce tiraillement se fait sentir en avant dans la région claviculaire et en arrière dans celle de l'épine de l'omoplate.

Vers la fin de mai, M. Lermoyez observe que les *mouvements d'élévation de l'épaule sont difficiles, que le malade est très gêné pour tourner la tête de ce côté.*

L'amélioration des douleurs est très notable. Il est à signaler cependant que le nerf est douloureux si on exerce une pression au niveau du *point de pénétration du spinal* dans le sterno-mastoïdien.

La gène des mouvements augmente. Il y a des *déformations caractéristiques*[1] (V. Pl. I.)

Si on examine le malade *de face et assis* on observe que l'épaule droite est assez fortement abaissée (4 centimètres environ au premier examen), depuis, cet abaissement a beaucoup diminué.

Cet abaissement du côté droit est d'autant plus appréciable que le malade étant ferblantier de son état et portant de lourdes charges du côté gauche, l'épaule gauche est normalement plus développée mais est plus basse.

Examiné de face et debout l'abaissement est encore plus exagéré.

Le trapèze apparaît atrophié, son bord supérieur moins épais est plus horizontal, légèrement concave en haut. Il est moins tendu que du côté sain.

On ne voit *pas la saillie* de l'angulaire, ce qui explique l'abaissement si marqué de l'épaule.

La région sus-épineuse est affaissée et plus oblique en dehors par l'atrophie du trapèze. On voit nettement les fibres du peaucier ascendantes en haut et en dedans.

Elles se contractent si on commande au malade de porter le menton sur l'épaule du côté sain, les battements des gros vaisseaux sont très apparents.

La clavicule est plus saillante, elle est aussi plus horizontale que du côté sain.

La mensuration pratiquée de l'acromien au milieu de la fourchette sternale, donne :

(1) Nous adressons à M. Infroit nos remerciements pour les magnifiques photographies de nos planches I et II.

LEROUX.   8

17^{cm} à droite, côté malade ;

18^{cm},5 à gauche, côté sain.

En arrière, le malade assis à califourchon sur une chaise, les mains sur les genoux, on constate encore l'abaissement du moignon de l'épaule. Les mains sur le dossier, l'angle inférieur droit et tout le scapulum en masse est abaissé.

Il n'y a pas de scoliose de compensation. Le bord spinal est écarté de la colonne vertébrale. Écart au niveau de l'épine de l'omoplate :

$$G = 11^{cm}, \qquad D = 13^{cm}.$$

Le sillon qui longe son bord interne est très marqué, par suite de l'atrophie du trapèze. La direction des bords spinaux des deux côtés est symétrique.

En arrière et debout, les mains sur la couture du pantalon : les reliefs musculaires sont plus apparents à gauche qu'à droite. A droite les muscles sont aplatis, flasques et laissent facilement percevoir les saillies osseuses du scapulum.

On constate *l'abaissement en masse de l'omoplate* : au niveau soit de l'angle interne, soit de l'angle inférieur, cette différence est : de 2^{cm},5.

La distance qui sépare le bord interne du scapulum des apophyses épineuses de la colonne vertébrale est au niveau de l'épine de l'omoplate :

$$G = 10^{cm}, \qquad D = 12^{cm}.$$

Au niveau de l'angle inférieur :

$$G = 9^{cm}, \qquad D = 11^{cm}.$$

Si le malade lève les épaules (Voir fig. 13), le moignon ne s'élève pas. Le creux sus-claviculaire apparaît profondément excavé. Il en est de profondément excavé. Il en est de même de la fosse sus-épineuse qui n'est plus recouverte que par le trapèze atrophié.

Si le malade, debout, porte les bras horizontalement en avant, on n'observe pas d'élévation de l'angle interne : il reste plus bas que de l'autre côté. La pointe de l'omoplate n'est pas plus apparente.

Écart du bord interne de l'omoplate à la colonne :

Au niveau de l'épine de l'omoplate :

$$G = 9^{cm}, \qquad D = 11^{cm}.$$

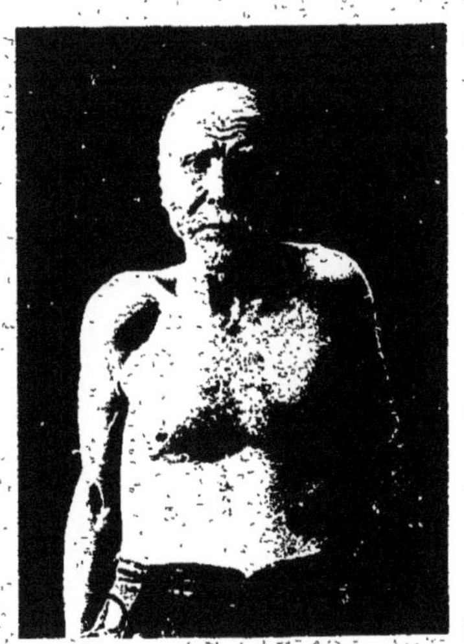 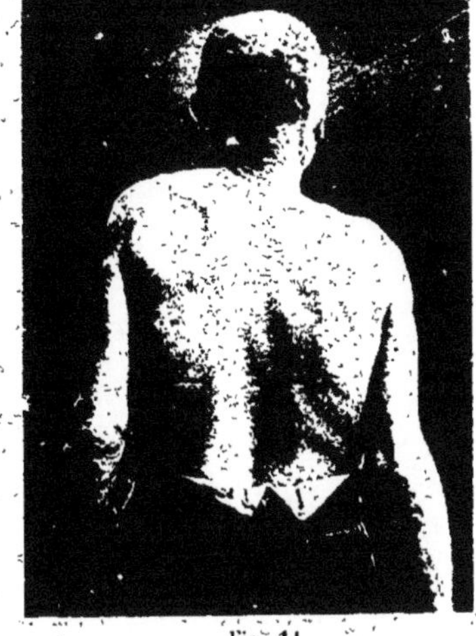

Fig. 13 Fig. 14

Paralysie et atrophie des muscles sterno-mastoïdien et trapèze. Côté droit. (Obs. XIII.)

Haussement des épaules.

G. STEINHEIL, Éditeur.

Au niveau de l'angle inférieur :

$$G = 15^{cm}, \qquad D = 16^{cm}.$$

Si le malade met les bras en croix, l'écart est plus considérable encore. Il n'y a pas de détachement du tronc, de l'omoplate, ni abaissement de l'angle inférieur de cet os, mais translation en dehors de tout le scapulum. L'écart séparant le bord interne du scapulum de la colonne est plus marqué au niveau de l'angle interne que de l'angle inférieur. Ce qui explique que les angles inférieurs soient sur une même ligne horizontale.

Cet écart, mesuré au niveau de l'angle interne, donne :

$$\left. \begin{array}{l} G = \ \ 6^{cm} \\ D = 11^{cm} \end{array} \right\} \text{Différence 5 centimètres.}$$

Au niveau de l'angle inférieur :

$$\left. \begin{array}{l} G = 11^{cm},5 \\ D = 15^{cm},5 \end{array} \right\} \text{Différence 4 centimètres.}$$

Le rapprochement des coudes en arrière se fait bien. On observe encore dans ce mouvement un abaissement en totalité du côté droit (angle inférieur, angle interne, moignon de l'épaule). L'omoplate est un peu plus écartée de la colonne que du côté sain.

Par la mensuration, on obtient au niveau de l'épine de l'omoplate :

$$G = 7^{cm},4, \qquad D = 9^{cm},5.$$

Au niveau de l'angle inférieur :

$$G = 8^{cm}, \qquad D = 9^{cm},5.$$

Dans l'élévation directe en l'air, le moignon de l'épaule reste bas, le scapulum est encore totalement abaissé (il est à remarquer que chez ce malade la suppléance par l'angulaire de l'omoplate est très peu marqué, ce qui explique cet abaissement.

L'écart vertébro-spinal est au niveau de l'épine :

$$G = 10^{cm},5 \qquad D = 11^{cm},5.$$

A la vue et au palper on remarque l'amyotrophie très nette du trapèze, amyotrophie qui porte surtout sur la partie cervicale du muscle (fosse sus-épineuse et sus-claviculaire) (fig. 14).

Le sterno-mastoïdien du côté droit (malade) flasque et atrophié se contracte mal.

Spontanément le malade a peu de difficulté à tourner la tête.

La flexion directe en avant se fait un peu avec l'aide des sterno-mastoïdiens, beaucoup avec celle des muscles profonds.

La flexion en arrière a lieu par les muscles splénius et grand complexus qui se contractent bien.

On observe encore actuellement de l'amyotrophie du sterno-mastoïdien du côté droit, mais sous l'influence du traitement, les contractions de ce muscle sans être normales sont assez nettes.

La douleur à la pression au niveau du point de pénétration du nerf dans le muscle a disparu.

Les tiraillements dans la portion cervicale du trapèze sont toujours manifestes.

***

Examen électrique pratiqué par M. Heet (1) à la Salpêtrière le 17 juin 1904. — Méthode polaire; électrode indifférente sur la région dorsale inférieure; électrode exploratrice de 2ᶜᵐ,5 de diamètre.

Examen faradique avec le grand chariot de Gaiffe-Tripier; courants à intermittences espacées; bobine induite à fil moyen.

Examen galvanique avec la clef double et excitation alternativement à N et à P.

1° *Nerf spinal.*

DROIT.	GAUCHE.
Faradique. — A 100 millimètres, contractions minima dans le trapèze, contractions faibles.	*Faradique.* — A 120 millimètres, contractions minima dans le trapèze et le sterno-cléido-mastoïdien.
A 95 millimètres contractions dans le sterno-cléido-mastoïdien, contractions faibles.	

----

(1) Nous sommes heureux d'exprimer à M. Heet toute notre reconnaissance pour ce document si précieux.

(A 105 millimètres contractions dans l'angulaire et le peaucier.)

Galvanique. — A 2ma,05 NFC dans le trapèze NFC > PFC, contractions vives; faibles à 4 milliampères NFC dans le Sterno-Clido-Mastoïdien; NFC > PFC contractions faibles.

Galvanique. — NFC à 1ma,05 > PFC.

2° *Sterno-cléido-mastoïdien.*

Far. — A 100 millimètres, contractions faibles.

Galv. — A 6 milliampères, contractions peu nettes, masquées par les contractions produites dans le peaucier et dans les muscles sous-hyoïdiens.

Far. — A 120 millimètres, contractions minima.

Galv. — NFC à 172 milliampères, PFC à 2 milliampères.

3° *Trapèze, partie cervicale.*

Far. — Contractions minima à 105 millimètres faibles.

Galv. — A la hauteur du nerf spinal, NFC à 2 milliampères, PFC à 4 milliampères, NFC > PFC et contractions vives.

Électrode un peu plus bas; contractions vers 5 milliampères avec NFC < PFC et contractions assez lentes.

Far. — Contractions minima à 118 millimètres.

Galv. — NFC à 172 milliampères, NFC > PFC et contractions vives.

4° *Trapèze, partie moyenne (faisceaux acromiaux).*

Far. — A 95 millimètres, contractions minima faibles.

Far. — Contractions minima à 120 millimètres.

Gale. — NFC à 4 milliampères, contractions assez vives.

PFC à 6 milliampères, contractions assez lentes.

Gale. — NFC à 0ma,05.

PFC à 1ma,025.

5° *Trapèze, partie moyenne (faisceaux épineux).*

Far. — Contractions minima à 85 millimètres, contractions faibles.

Gale. — NFC à 6 milliampères, contractions assez vives, très faibles.

PFC à 7 milliampères, contractions assez lentes.

Far. — Contractions minima à 95 millimètres.

Gale. — NFC à 2 milliampères.

6° *Trapèze, partie inférieure.*

Far. — A 85 millimètres, contractions faibles (en même temps contractions dans le rhomboïde).

Gale. — NFC à 5 milliampères, contractions assez lentes. PFC à 5 milliampères, contractions assez lentes, NFC $>$ PFC contractions faibles et assez lentes.

Far. — Contractions minima à 90 millimètres.

Gale. — NFC à 5 milliampères, $>$ PFC et contractions vives.

7° *Grand complexus.*

Far. — Contractions minima à 95 millimètres.

Gale. — NFC à 5ma,05 $>$ PFC et contractions vives.

Far. — Contractions minima à 95 millimètres.

Gale. — NFC à 5 milliampères $>$ PFC,

8° *Rhomboïde.*

Far. — Contractions minima à 105 millimètres nettes.

Far. — Contractions minima vers 100 millimètres. Assez peu nettes parce qu'elles se trouvent masquées par les contractions du trapèze.

Galv. — NFC à 372 milliampères $>$ PFC, contractions vives et apparaissant plus facilement qu'à gauche, parce qu'elles ne sont pas masquées par les contractions du trapèze.

Galv. — NFC vers 5 milliampères $>$ PFC, contractions assez peu nettes masquées par les contractions du trapèze.

Dans les autres muscles examinés : angulaire de l'omoplate, grand pectoral, deltoïde, sous-épineux, les réactions électriques sont sensiblement normales en quantité et en qualité.

En résumé dans le sterno-cléido-mastoïdien l'excitabilité faradique et l'excitabilité galvanique sont très diminuées et s'il existe des modifications qualitatives de D. R. elles sont peu nettes en raison de la grande diminution de l'excitabilité.

Dans les trois parties du trapèze on constate des manifestations de D. R. partielles avec grande diminution de l'excitabilité faradique et de l'excitabilité galvanique.

CHAPITRE V

FORMES COMPLEXES ET COMPLÈTES

§ 1. — Anatomie pathologique commune.

Cliniquement il est possible d'étudier à part des formes de névrite complexe (branche interne) et des formes complètes (les deux branches) ; cependant comme les *lésions anatomiques* capables de produire ces dernières peuvent porter *isolément sur l'une ou l'autre* de ces branches, nous ne séparerons pas leur étude.

En effet en amont de la jugulaire telle ou telle branche ou les deux peuvent être intéressées par des lésions otiques :

1° *par l'intermédiaire des veines ou sinus ;*

2° *par l'intermédiaire de l'os ;*

3° *ou directement par du pus cervical ayant reflué par le trou déchiré.*

1° Veines ou sinus. — Qu'il s'agisse du sinus latéral, ou du golfe de la jugulaire l'infection veineuse se transmet au nerf de la même manière, et à ce point de vue la pathogénie est celle que nous avons étudiée pour les lésions de la branche externe au niveau de la jugulaire.

Cependant il existe pour chacun de ces points certaines particularités tenant : pour le premier, à la présence des méninges ; pour le second, à sa situation dans un orifice inextensible.

α) *Le sinus latéral* dans sa position terminale est très près du spinal. Quelques millimètres à peine séparent les deux organes qui tendent à se rapprocher de plus en plus. *Le nerf* passe par un orifice en diaphragme de la dure-mère, comme déprimée à ce niveau. *Le sinus* est logé dans un dédoublement de cette méninge. L'inflammation peut se propager rapidement.

β) Le dôme *du golfe de la jugulaire* est situé dans une dépression osseuse à la face inférieure du rocher. Cette fosse jugulaire participe à la formation du trou déchiré postérieur. Que la veine soit atteinte de phlébite elle augmente de volume, tend à envahir l'orifice, comprime les organes qui y passent et rendant plus intime son contact avec eux, les infecte d'autant plus facilement.

En outre le sinus à proximité du golfe adhère très *intimement à la paroi interne* du trou déchiré. A ce niveau passe le spinal ; les adhérences de la veine et de l'os, parmi lesquels se trouve le nerf, favorisent la contagion, et en même temps la limitent.

Quelle que soit la lésion : sinusienne ou veineuse, l'inflammation initiale a pu descendre ou remonter le courant sanguin.

L'infection peut se propager par *contiguïté*, d'une lésion otique portant sur le toit de la caisse à la face postérieure de l'antre, ou par *continuité* grâce aux veines qui irriguent les cavités de l'oreille, ou qui courent à la surface du rocher (troncs circum-pétreux de Laurens, sinus caverneux, sinus pétreux inférieur et supérieur, sinus latéral).

L'infection se propage comme au niveau de la jugulaire des parois de la veine au névrilemme, mais tandis que plus bas, les parois de la veine sont en général intéressées sur tout leur pourtour au niveau du canal sinuso-jugulaire surtout, on peut admettre la phlébite partielle (la thrombo-phlébite pariétale de Leutert), ce qui est ici une sauvegarde pour le nerf, celui-ci étant situé du côté opposé à la lésion osseuse, accolé à la paroi respectée par elle.

Si pour se rendre compte de la lésion, par l'examen direct sur la table d'autopsie, on décolle la dure-mère et qu'on la détache de la gaine sinusale externe, on remarque une teinte jaunâtre de l'os, mais parfois on n'observe que l'orifice des petites veines ayant propagé l'infection. Dans ce cas le tissu osseux est dur, éburné (1).

2° Par l'os. — Il semble que la veine ne soit pas l'intermédiaire forcée entre la lésion primitive otique et le nerf, et qu'elle puisse se propager par une *infection de la dure-mère* ou un *abcès extra-dural*. Les cas où le sinus n'a pas sa part dans l'inflammation doivent être assez rares. On cite cependant des faits dans lesquels un sinus très tolérant baignait dans un abcès extra-dural (Körner(2), Lane (3), Broca). Mais le plus souvent la paroi externe réagit par des *granulations* et des *fongosités*, et le

---

(1) Georges LAURENS, *loc. cit.*, p. 30..

(2) KÖRNER. *Mal. otitiques du cerveau, des méninges (Zeit. f. Ohr.,* 1894).

(3) LANE. *British med. Journ.,* 1890, I, p. 1301.

nerf s'il n'est pas au contact d'un foyer d'ostéite peut être altéré par ces productions.

3° Reflux du pus de la région cervicale. — Ailleurs le pus s'est développé au niveau du cou et a reflué dans le crâne par le trou déchiré en décollant le sinus : c'est l'une des explications pathogéniques que nous pouvons donner pour expliquer les lésions du spinal chez un de nos malades. De Rossi(1) donne une observation analogue du reflux du pus cervical. « Dans ce cas lorsqu'on appuyait sur l'abcès cervical, le pus, collecté à la partie inférieure du cou, refluait par le conduit en remontant le long du faisceau vasculo-nerveux en *traversant le trou déchiré postérieur* (V. fig. 3).

§ 2. — Symptômes de la névrite de la branche interne.

Les paralysies qui portent sur la *branche interne du spinal* sont complexes en raison du trajet suivi par le nerf pour se rendre au voile et au larynx.

Les expériences de Rethi, les faits cliniques réunis sous le nom de syndrome d'Avellis, et de syndrome de Jackson (Schnell, Scanes, Spicer Horne, Mackensie), les cas de Schmidt et de Brindel, les observations de Lermoyez ont bien montré la part que prenait cette branche à l'innervation de ces deux organes.

---

(1) DE ROSSI. Pénétration du pus dans le crâne dans la carie du temporal avec abcès par congestion du cou. *Ann. des mal. de l'or. et du larynx*, 1889, t. XV, p. 100.

La branche interne du spinal, tout en se jetant dans le pneumogastrique, ne se mêle pas à ses fibres, mais se divise au milieu d'elles, en filets ascendants destinés par la voie du nerf pharyngien et du plexus pharyngien à l'innervation du voile, et en filets descendants, destinés par les nerfs laryngés à l'innervation des muscles du larynx.

Nous examinerons successivement les troubles du *larynx*, puis ceux du *voile*, consécutifs à une névrite spinale d'origine otique, sans participation de la branche externe de ce nerf.

1° Troubles laryngés. — La branche interne du spinal emprunte la voie du récurrent pour se rendre au larynx.

Les muscles qu'il innerve sont-ils contracturés, il y aura fermeture de la glotte. Sont-ils paralysés au contraire, la glotte de ce fait sera dilatée.

Nous étudierons donc les troubles, d'après la fonction.

Selon les cas on observera de la contracture, de la parésie ou de la paralysie unilatérale ou assez souvent bilatérale des cordes vocales.

Absence d'abduction. Dyspnée. — La *contracture* des muscles du larynx a pu être notée au cours des suppurations para-otiques. La *dyspnée* observée peut-elle aller jusqu'à l'asphyxie? N'a-t-on pas mis sur le compte de l'infection ou d'une lésion du pneumogastrique, des accidents mortels survenus en pareil cas? En effet un des mécanismes invoqués par Thoyer-Rozat (1) pour expliquer la mort dans certains abcès rétro-pharyngiens. « Cette

—————————

(1) Thoyer-Rozat. *Thèse*, Paris, 1896.

contracture réflexe de toute la glotte » semble relever bien plus d'une lésion du spinal que de celle de pneumogastrique.

La dyspnée est en général légère, elle peut même passer inaperçue. Les symptômes sont peu accusés : le malade éprouve au niveau du larynx, une sensation de gêne et de picotement. Il tousse, les inspirations sont difficiles, les expirations courtes; puis peu à peu tout rentre dans l'ordre. Chez les prédisposés nerveux, il est possible qu'on observe de véritables spasmes toniques; mais de même que les contractions cloniques, ils n'ont jamais été notés.

L'image laryngoscopique sera surtout nette si la lésion est unilatérale; dans ce cas la dyspnée est nulle ou presque. Quant aux troubles vocaux ils sont selon les cas plus ou moins marqués.

Dans un cas de Kessel il y avait de la *dyspnée* et de l'enrouement (1).

Dans un cas de Schwartze il y avait de la *dyspnée* et de l'aphonie.

Observation XIV.

Otite moyenne purulente sans carie. Thrombose du sinus transverse. Dyspnée. Aphonie. Mort. — Schwärtze, *Arch. f. Ohr.*, 221, 1873.

G..., fille, 18 ans. Scarlatine à 3 ans à la suite de laquelle suppuration à l'oreille gauche et surdité. Non traitée. A plusieurs reprises inflammation du tissu cellulaire et des ganglions au voisinage de l'oreille.

---

(1) Kessel. *Inaug. Dissert.* Giessen, 1866.

18 *juin* 1870. — Douleurs d'oreilles calmées par des lavages et applications chaudes.

19. — 42° le matin, et 39° le soir. État général assez bon, pas de douleurs.

21 et 22. — Température, 41°,2. Douleurs violentes à l'occiput. Application locale de glace. Dans l'après-midi parésie du facial gauche. Sensibilité à la pression au niveau de la mastoïde. Pas d'œdème. Vertiges par les mouvements de la tête. Pupilles égales. Température, 40°,3. Dans la nuit frisson.

23. — Région de la veine jugulaire gauche sensible à la pression. Déglutition douloureuse. Luette œdémateuse, déviée à gauche. Température, 41°.

24. — Nouveau frisson, vomissements. Nuque douloureuse à la pression et aux mouvements. Agitation. Température, 39°,3.

25. — Région de la veine jugulaire gauche très douloureuse à la pression. Déglutition et parole difficile. Frisson. Température, 39°,2. Pouls, 120.

26. — Frisson. Diarrhée. Température oscille entre 38°,7 et 40°.

27. — Frisson. Gêne de déglutition et de parole, hoquet. Toute la partie gauche du cou est œdémateuse et très douloureuse à la pression. Pas d'œdème de l'apophyse mastoïde.

Les jours suivants mêmes symptômes. Grande oscillation de la température. La pointe de la langue déviée à droite. *Dyspnée. Perte de la voix.*

3 *juillet*. — Coma. Contractions spasmodiques des bras à gauche. Mort le 4 juillet.

Autopsie. — Caillot récent dans les sinus longitudinal supérieur et pétreux supérieur. Sinus transverse gauche rempli par un vieux thrombus fibrineux au niveau du pressoir d'Hérophile, plus liquide vers le golfe de la jugulaire. Cervelet infiltré de pus dans la partie correspondante au sinus. Pus dans la caisse. Osselets disparus.

Pus dans l'apophyse mastoïde, mais pas de carie.

Impossibilité de faire l'autopsie du cou.

ABSENCE D'ADDUCTION, TROUBLES PHONATOIRES. — Si la contracture des constricteurs produit surtout des troubles respiratoires, leur paralysie produira surtout des troubles phonatoires.

Un malade porteur d'une otite compliquée de phénomènes graves du côté de sa veine jugulaire, ou atteint en un point quelconque d'une carie du rocher, avec fusée purulente cervicale, présente, au moment où les symptômes qui attiraient l'attention se sont amendés, des troubles vocaux. La voix est rauque, sans force, ou seulement bitonale pour les notes élevées. Plus tard elle peut devenir meilleure, si la paralysie est unilatérale et qu'il y ait compensation de l'autre corde. Si la paralysie est bilatérale il y a aphonie complète.

Au moment des efforts de la parole, on peut percevoir au niveau de la bouche du malade une sensation de souffle par issue de l'air destiné à la phonation.

Enfin au palper on n'obtient plus de vibrations phonatoires au niveau du cartilage thyroïde du côté malade. La respiration est à peine gênée. Cette gêne n'augmente guère sous l'influence de l'effort.

Ces troubles qui varient en intensité avec le degré de la paralysie s'expliquent à l'examen laryngoscopique. Si la paralysie est unilatérale, la corde vocale est entraînée en dehors par les abducteurs pendant l'inspiration. Dans la phonation elle ne peut s'approcher de la ligne médiane, mais souvent la corde saine supplée à ce défaut d'adduction, en dépassant même son rôle physiologique.

Si la paralysie est bilatérale les deux cordes vocales ne peuvent se rapprocher dans la phonation. Elles restent dans une position intermédiaire ; au contraire pendant l'inspiration, les abducteurs dilatent normalement la glotte.

Dans tous ces cas, le défaut de tension musculaire de la corde lui donne un aspect légèrement concave ; suivant le degré cet aspect est plus ou moins accusé.

Les troubles vocaux ont été signalés, par plusieurs auteurs au cours des suppurations para-otiques. Stake et Kretschmann, Schwartze, ont noté de l'*aphonie* dans ces cas.

OBSERVATION XV.

Suppuration chronique de l'oreille. Abcès par propagation. Aphonie. Pyohémie. Ouverture de l'antre. Mort par abcès cérébral et pyohémie. — STAKE et KRETSCHMANN, *Arch. f. Ohr.*, Bd. XXII, p. 252.

Rob. Metzner, 35 ans, tourneur de fer à Landsberg, souffre depuis 14 ans d'une suppuration de l'oreille gauche, avec douleurs intermittentes survenant par accès et gonflement fréquent de la région mastoïdienne.

Il y a 6 jours, apparition de nouvelles douleurs, vertiges, céphalée, frisson, sueurs abondantes. Le frisson est quotidien. Le malade est amené à la clinique le 26 mai. Il se plaint de douleurs violentes, au niveau de la région frontale ; il n'a ni toux, ni douleurs articulaires. Température, 39°,5.

A l'examen, le conduit auditif après évacuation d'une grande quantité de pus fétide apparaît rétréci par chute de la paroi postéro-supérieure (abcès propagé sous-périosté).

Douleur à la pression au niveau de la mastoïde. Pas d'œdème.

Intervention (malgré la pyohémie). Les parties molles, le périoste, l'os sont sains. A 1 centimètre et demi apparaît le pus, fétide, verdâtre. L'antre est trépané, et les fongosités sont grattées à la curette. Le lavage à la sonde amène une masse de pus fétide et caséeux.

Les douleurs de tête diminuent considérablement après l'opération, mais ne disparaissent pas complètement. La fièvre reste aussi élevée. Il y eut un dernier frisson le jour qui suivit l'opération. Le même jour le malade se plaint de gêne de déglutition. On trouve un gonflement douloureux à la pression, sur le trajet de la veine jugulaire interne ; gonflement qui, les jours suivants, augmenta considérablement. *Enrouement, dyspnée, aphonie.*

Le 30 mai, perte de connaissance et mort.

Autopsie. — Tegmen tympani perforé. La perforation a la grosseur d'une lentille. Dépression de la dure-mère à son niveau. Une petite cavité pleine de pus verdâtre et fétide est ainsi formée. La partie correspondante du cerveau est également altérée dans sa coloration. L'incision de celle-ci donne issue à un pus épais, verdâtre, qui vient d'une cavité grosse comme un œuf de pigeon. Parois déchiquetées. Le sinus transverse et la veine jugulaire sont remplis de thrombus décoloré et purulent.

Enfin, dans un cas de Kronenberg il y avait *paralysie récurrentielle totale.*

Observation XVI.

Pyémie par thrombose du sinus. Paralysie récurrentielle. Ligature de la jugulaire. — Kronenberg, *IVe réunion des laryng. et auristes de l'Allemagne, de l'Ouest.* Cologne, 15 avril 1899.

Le malade, âgé de 20 ans, a souffert à diverses reprises d'otorrhées gauches passagères non soignées. Depuis quatre semaines, la suppuration a reparu sans causer de douleurs. Depuis le 26 janvier, frissons, délire, vomissements. À l'examen, pratiqué le 28 janvier, on observe une tuméfaction peu douloureuse derrière l'oreille. Légère congestion de la paroi supérieure du conduit auditif ; pus fétide et granulations dans le conduit. Température, 39°,5. Les parents du malade s'opposent à une intervention immédiate. Persistance des frissons et du délire. Le 31 janvier, *les mouvements du cou deviennent pénibles*, le trajet de la jugulaire est douloureux.

Opération le 1er février. — Les cellules mastoïdiennes sont remplies de pus et de granulations : la paroi osseuse du sinus est perforée par places ; thrombose du sinus. Dans la jugulaire on trouve un thrombus désagrégé par le pus. Les autres veines sont presque vides et gisent dans du tissu œdématié. Isolement soigneux de la veine et ligature à 3 centimètres au-dessus de la clavicule. Après l'opération, encore deux frissons, puis disparition du délire et de la fièvre. Au bout de cinq jours, toux sèche. En enlevant le pansement, on voit que la toux survient lorsqu'on tire légèrement sur le fil qui lie la jugulaire à la plaie du cou. Vraisemblablement, il s'est formé le long de la veine une suppuration provoquée par le tissu nécrosé où on trouvait aussi le *nerf vague dont l'excitation engendrait la toux*. Pas de ralentissement du pouls. Larynx normal. Deux jours après, la corde vocale gauche était de nouveau dans la situation médiane, mais au bout de trois jours *elle résonnait dans la position cadavérique*.

Actuellement, trois mois après l'opération, la *paralysie récurrentielle est totale*, mais la sensibilité laryngienne est intacte.

Cicatrisation de la plaie.

2° Troubles du voile du palais. — Les troubles du voile du palais consécutifs à une névrite spinale d'origine otique sont le plus souvent notés par hasard. En effet les troubles fonctionnels qui en résultent sont toujours peu marqués ; la paralysie ne porte que sur une moitié de l'organe. De ce côté le voile apparaît moins concave, plus flasque, plus bas, la luette est déviée du côté sain. Pendant la phonation et la déglutition il ne s'élève plus. Cependant, comme du côté sain ce mouvement se produit normalement, la voix est à peine nasonnée, les liquides ne refluent pas par les narines.

OBSERVATION XVII.

Fièvre typhoïde, Otorrhée. Amaurose, Presbytie. Paralysie du voile. Paralysie faciale. — A. GUBLER, Arch. générales de méd., avril 1860, t. 8, obs. IV.

Auguste G..., 16 ans, garçon marchand de vins, né à Écomoy (Sarthe), entré le 24 septembre 1859, salle Saint-Louis, n° 19, service de Gubler.

Constitution faible, fièvre typhoïde grave, à forme adynamique, convalescence établie difficilement. Quelques jours après la cessation de la fièvre, on remarque que sa voix devenait nasonnée. On pouvait se demander si le nasonnement tenait à l'oblitération des fosses nasales à l'orifice desquelles se voient encore des croûtes fuligineuses, mais bien qu'elles ne fussent pas complètement libres, il fut facile de constater qu'elles étaient perméables à l'air expiré, pendant l'occlusion de la bouche. Le nasonnement devait donc tenir à la *paralysie du voile.* Cependant celui-ci se contractait manifestement bien d'une manière peu intense pendant la déglutition et la phonation. Pour se rendre compte de ces phénomènes, Gubler voulut faire observer sur lui-même ce qui se passerait pendant la phonation avec une voix nasillarde, et les assistants purent s'assurer qu'une note longtemps soutenue en nasonnant fortement était accompagnée d'un mouvement marqué du voile palatin. Il n'est donc pas nécessaire que la paralysie en soit complète pour que le nasonnement se produise.

Quelques jours après l'apparition de cette paralysie, notre malade, habitué à lire dans son lit pour se distraire, se plaignait de ne plus y voir nettement, il était obligé de porter son livre plus loin de ses yeux, pour en distinguer les caractères. Ses pupilles étaient dilatées. Tandis que ces phénomènes persistaient *il survint des dou-*

leurs dans les oreilles et l'oreille gauche livra passage à un écoulement d'abord assez abondant qui dura environ une quinzaine de jours.

Bientôt on remarque une notable déviation dans les traits du malade : la bouche était entraînée à droite et la joue gauche était plus flasque.

Le 13 décembre, quelques-uns de ces phénomènes subsistaient encore. Le nasonnement est toujours très prononcé, bien que les fosses nasales ne soient pas oblitérées et que le voile jouisse d'un certain degré de contractilité : les pupilles sont encore dilatées, mais moins cependant et la vue est meilleure : l'otorrhée n'existe plus et la face est revenue à son état normal.

Le malade n'a pas encore pu se tenir sur ses jambes, mais cela dépend d'un amaigrissement extraordinaire des membres inférieurs. C'est à peine s'il lui reste autour des tibias quelques vestiges de plans musculaires. Il est encore sujet à des mouvements fébriles, du reste, il a beaucoup grandi depuis qu'il est à l'hôpital. Les vêtements qu'il portait à son entrée sont aujourd'hui ridiculement courts et ses membres inférieurs présentent à diverses hauteurs des sortes de vergetures transversales, véritables éraillures du derme qui a dû céder par place à cause de l'allongement trop rapide des membres.

Gubler fait suivre cette observation de cette remarque : « La coïncidence d'une amblyopie amaurotique sans altération supposable de la rétine est, selon lui, un phénomène réflexe, dû à l'existence d'une *irritation cervicale* à laquelle participe vraisemblablement le grand sympathique. Il en accuse l'infection typhique ».

D'autre part, le Pr Raymond qui cite l'observation rejette cette pathogénie. Pour lui l'*otite moyenne suppurée* est la cause des paralysies observées sur les différents territoires nerveux.

Nous nous rallions à cette dernière opinion qui permet

d'expliquer la *paralysie du voile par une suppuration otique ayant atteint le spinal*, au même titre que le grand sympathique.

Observation XVIII.

Thrombose du sinus transverse droit et de la veine jugulaire interne avec paralysie du nerf vague et du spinal, à la suite d'une otite moyenne purulente droite. — Beck, *Deutsche Klinik*, 28 novembre 1863, et *Arch. f. Ohr.*, 2ᵉ vol., p. 67.

Soldat atteint d'otite moyenne aiguë. Au 5ᵉ jour de la maladie, une grande incision est faite sur l'apophyse mastoïde : il en sort une grande quantité de pus. Le lendemain soir, inflammation aiguë, diffuse du tissu cellulaire de l'occiput et de la nuque avec ictère et fièvre à allure typhoïde. Dans la nuit suivante, plusieurs frissons ; le gonflement de la nuque a augmenté et a gagné le cou jusqu'à la clavicule, léger délire. Le 7ᵉ jour, les mouvements de la langue et *du voile du palais* sont difficiles. La pointe de la langue est déviée à gauche. Grande difficulté de la parole. Pouls fréquent et petit.

Le 8ᵉ jour, *paralysies des muscles du larynx et du pharynx*, difficulté d'ouvrir la bouche. Ictère et fièvre très prononcés. Le thorax ne se soulève plus pendant la respiration. Paralysie dans la sphère du pneumogastrique, du glosso-pharyngien, *du spinal* et de l'hypoglosse ; mort dans la nuit après un coma d'une demi-heure.

Autopsie. — Hyperhémie du cerveau et du cervelet, exsudat jaunâtre épais sur la convexité. Sur le côté droit du cervelet, exsudat purulent. Thrombose du sinus transverse droit et de la jugulaire. Sur tout le parcours du sinus sur la face interne de l'os, la dure-mère est enduite d'un liquide purulent. Dans le trou déchiré postérieur, *les nerfs sont comprimés* et leur gaine est infiltrée de pus. Il en est de même pour l'hypoglosse dans le trou condylien. Ostéophlébite, périostite suppurée avec ostéite superficielle sur le temporal au-dessus du méat auditif, sur l'apophyse et jusqu'à l'occiput.

Le conduit auditif externe, la cavité tympanique et la trompe d'Eustache sont pleins de pus. Sur le rocher, il n'y a pas de carie; en aucun point de la surface, la dure-mère n'était malade. La peau de la nuque, du côté droit du cou, et le tissu cellulaire étaient infiltrés de sérosité sanguinolente. Entre les muscles superficiels et profonds, dans le tissu cellulo-aponévrotique, se trouvaient plusieurs foyers purulents. Le pus se montrait généralement dans le voisinage de la colonne vertébrale, au niveau du point d'émergence des 3e et 4e nerfs cervicaux et dans le muscle le long du cou. La gaine commune des gros vaisseaux du cou était très injectée. La gaine du pneumogastrique était très rouge et très adhérente à la carotide. Le nerf lui-même n'était pas altéré dans sa consistance et dans sa structure. Les 9e, 11e et 12e nerfs crâniens étaient dans le même état.

Ludwig (1), dans un cas de thrombo-phlébite du sinus latéral avec pyohémie cite encore un cas de paralysie du *voile du palais* dont nous n'avons pu nous procurer l'observation.

Quant aux TROUBLES CARDIAQUES, se manifestant cliniquement par le ralentissement du pouls, ils ont été notés. Ils doivent être recherchés si la paralysie spinale a été nettement établie; mais ils sont loin d'avoir une réelle valeur symptomatique.

§ 3. — Symptômes des névrites des deux branches.

Les *paralysies spinales otiques complètes* participent à la fois des deux formes précédemment étudiées : elles les résument.

____

(1) LUDWIG. *Arch. f. Ohr.*, Bd XXX, p. 208.

Elles semblent peu fréquentes comparativement aux formes simples et aux formes complexes.

Ce fait paraît contradictoire avec l'anatomie qui nous montre la proximité des deux branches jusqu'à la sortie du crâne. Probablement une lésion peu étendue n'intéresse qu'une des branches, alors qu'une lésion trop étendue atteint en même temps le pneumogastrique.

Chez le malade dont nous rapportons l'observation. un autre fait a pu être noté qui paraît encore contradictoire avec les données anatomiques. L'anatomie nous enseigne en effet que la branche interne est plus éloignée de l'oreille que la branche externe : donc sa participation à l'infection devrait être plus tardive.

Cliniquement elle *paraît plus précoce*; nous avons vu d'autre part que dans les formes complexes elle pouvait être exclusivement lésée. Cette branche est-elle *plus sensible* (elle est plus grêle)? ou bien, les troubles qui traduisent sa lésion sont-ils en rapport avec une fonction dont l'altération est *mieux remarquée* ?

OBSERVATION XIX (Personnelle).

Mastoïdite de Bezold. Rétrécissement du conduit. Trépanation. Paralysie spinale complète. — Hôpital Saint-Antoine. Service du Dr LERMOYEZ (1).

Perr..., Jean, 37 ans, employé de bureaux, entre à l'hôpital Saint-Antoine dans le service de M. Lermoyez, salle Itard, lit n° , le 7 avril 1904 pour phlegmon du cou, suite d'otite et torticolis.

____

(1) Robert Lenoux. *Annales des mal. de l'oreille et du larynx*. Vol. XXXI. avril 1905.

Antécédents héréditaires. — Mère morte à 56 ans de grippe infectieuse. Père (pas de renseignements).

A. collatéraux. — Frère, 26 ans, bien portant.

R. personnel. — Rougeole à 20 ans. Santé parfaite jusqu'à ce jour. Le malade est un homme grand et fort, n'ayant à son actif aucune tare nerveuse héréditaire ou personnelle.

Le 3 ou 4 mars. — Grippe avec courbature, angine, toux, fièvre.

Le 7. — Douleurs à l'oreille droite n'ayant duré que 24 heures et ayant passé inaperçues tout d'abord, puis suintement éphémère et très léger.

Les jours suivants seulement l'attention du malade est attirée par des douleurs dans l'oreille droite avec irradiation dans les régions voisines : temporale et mastoïdienne.

Un point douloureux bas situé à quelques centimètres au-dessous de la mastoïde a pu être noté.

À cette époque, l'attention du médecin se porte sur une otite externe avec irritation et gonflement du conduit, réduisant presque à o sa lumière.

Pendant tout le mois de *mars*, cette otite est traitée par les moyens médicaux habituels : elle finit par guérir, mais non pas le rétrécissement du conduit, qui persiste sans toutefois empêcher d'apercevoir à l'aide du spéculum dilatateur de Mahu le conduit rouge œdématié, alors que la membrane du tympan est sèche, sans perforation.

Le 14 avril. — On pouvait donc conclure à l'amélioration du côté de l'oreille, fondé sur l'examen local et sur la disparition presque complète de la douleur à son niveau. Mais l'examen attentif des parties voisines devait rendre circonspect et faire réserver le pronostic.

Le malade indique, en effet, que depuis le 25 mars (environ 20 jours) il souffre de la région cervicale avec irradiations mastoïdiennes et occipitales du côté droit.

Traitement. — Laudanum sur la région douloureuse.

Le 15. — Difficulté marquée pour ouvrir la bouche. À peine peut-il sortir la langue (durée des trismus jusqu'au 9 mai). Les douleurs persistent.

Traitement. — Pansements humides.

Le même jour, le soir. — Malaise général (frisson, fièvre, etc.), gonflement de la région mastoïdienne.

Le médecin traitant ordonne de l'iodure de potassium, du sulfate de quinine, et grâce au chloral et à l'application locale de chlorydrate de cocaïne le malade prend quelque repos. Cependant comme le lendemain et les jours suivants le gonflement cervical est de plus en plus prononcé, il est adressé de nouveau à l'hôpital.

Le 21 avril. — La région cervicale est très tuméfiée, la peau est rouge, chaude, tendue, mais comme cette tuméfaction est dure, sans fluctuation. M. Siredey qui voit le malade n'est pas partisan d'une intervention et conseille des pansements humides.

A cette époque, le *torticolis* est très nettement marqué et noté.

Le 23. — Une légère amélioration s'étant produite, le malade est autorisé à travailler, mais avant d'avoir pu user de la permission, il est pris,

Le 24. — De frisson, de fièvre, en même temps que la tuméfaction augmente.

Le 25. — On ordonne à nouveau des pansements humides qui sont successivement remplacés jusqu'au 4 mai par des sachets de glace et des cataplasmes de farine de lin.

Le même jour, le soir, légère amygdalite (durée 2 jours).

Le 28. — Le malade constate que sa voix a changé de timbre : « de grave elle est devenue flûtée », il a une certaine angoisse quand il parle (l'examen laryngoscopique n'a pas été pratiqué). Il n'y a eu aucun signe apparent pulmonaire, gastrique ou cardiaque pouvant faire soupçonner une lésion pneumogastrique (durée jusqu'au 14 mai).

Le 6 mai. — Le Dr Mahu examine le malade dans le service de M. Lermoyez et le décide à entrer à l'hôpital, jugeant urgente l'intervention indiquée par le passé du malade et la douleur nette à la pression de la mastoïde, bien que la fluctuation fasse absolument défaut.

Le 9. — Elle est pratiquée par le Dr Mahu (1):

------

(1) Dû à l'obligeance du Dr Mahu. Communication au *Congrès de Bordeaux*, juillet-août 1905.

A la suite d'une incision verticale de 20 centimètres de longueur partant en haut de l'attache supérieure du pavillon et descendant vers le cou sur la surface du phlegmon cervical, nous vîmes sortir sous pression, de cette dernière région plus d'un demi-verre de pus.

Ayant ensuite ruginé la surface de la mastoïde, de manière à découvrir toute la corticale externe, nous fûmes étonnés de trouver celle-ci indemne de toute fistule.

Il en fut de même à la pointe de l'apophyse après désinsertion du faisceau mastoïdien du muscle.

Nous prîmes alors le parti d'aller directement à l'antre qui fut trouvé rempli de pus et de fongosités de même que les cellules circonvoisines et les cellules de la pointe.

La paroi externe de la mastoïde fut réséquée en entier et au cours du curettage de la cavité on découvrit *une fistule à la pointe inférieure de la corticale interne, à un centimètre environ de l'extrémité apexienne.*

La pointe de la mastoïde fut également réséquée et par suite les insertions les plus antérieures du chef sternal ainsi que celles du chef claviculaire du sterno-cléido-mastoïdien (sur la pointe et sur le bord antérieur de l'apophyse) furent entièrement détruites.

On constate ainsi que le pus s'est créé *deux trajets principaux,* *l'un suivant le sterno-mastoïdien, l'autre dans la direction des gros vaisseaux.*

Étant donnée la courte durée des accidents auriculaires proprement dits, j'essayai, malgré l'étendue des dégâts mastoïdiens et cervicaux de tenter la conservation de l'oreille moyenne du patient.

Cette tâche fut rendue plus difficile par la présence de cellules remplies de fongosités situées derrière le conduit auditif et très proches de sa paroi postérieure.

Je pris le parti de faire sauter entièrement cette paroi osseuse, postérieure, du moins dans sa partie la plus externe, découvrant ainsi en grande partie l'aditus, mais laissant subsister le mur de la logette, protecteur des osselets intacts.

J'incisai ensuite parallèlement à l'axe, me créant ainsi une fenêtre permettant d'accéder un peu plus facilement au tympan et en tous cas rendant le drainage de la cavité plus facile.

Le 3 juin. — Le malade sort de l'hôpital. La direction générale donnée aux pansements fut la suivante : pansements ordinaires (gaze iodoformée) de la plaie cervicale qui, bien que très vaste, fut comblée en 5 semaines à part *une petite fistule à la partie inférieure de la plaie dirigée directement en bas.*

Maintien de la béance andito-antrale, aussi longtemps que durerait la suppuration par le conduit, et en prévision du cas où un évidement pétro-mastoïdien deviendrait inévitable, mèche de toile stérilisée étroite et lâche enfoncée par la fenêtre postérieure du conduit et destinée au drainage.

La suppuration de ce côté fut longue à tarir cependant.

Le 25. — La mèche put être retirée sans souillure.

A partir de cette date : la plaie postérieure est pansée à plat.

Il ne reste plus à la partie inférieure de la plaie qu'une tout petite fistule qu'on peut même se dispenser de drainer. Des attouchements à la teinture d'iode en ont vite raison. Peu à peu la plaie postérieure se comble formant un mur qui constitue la paroi postérieure du conduit.

Le 10 juillet. — Le malade peut être considéré comme guéri.

L'audition a été conservée.

Voici maintenant l'observation de la *paralysie spinale* consécutive.

Déjà pendant l'évolution de la maladie causale nous pouvons relever : une douleur bas située, à quelques travers de doigts plus bas que la mastoïde, d'une apparition précoce (début de mars).

Un torticolis d'apparition tardive (fin avril) par rapport à la douleur et aux phénomènes de même ordre (trismus).

Pendant la période où le malade était encore couché, les mouvements paraissaient libres, bien que limités par le fait du pansement. On n'a pas eu à cette époque de renseignements sur l'évolution du torticolis. Le malade n'en peut donner actuellement, mais il indique nettement qu'il pouvait tourner là tête et se retourner sur lui-même sans difficulté.

Le torticolis avait-il disparu, la contraction avait-elle fait place à une paralysie ?

Levé dans la salle le malade ne s'aperçoit d'aucun trouble fonctionnel, mais :

Le 19 mars. — Il descend dans la cour et perçoit pour la première fois un *tiraillement* dans les muscles sterno-mastoïdien et trapèze, une douleur cervicale irradiée vers l'épaule droite.

Il trouve que cette épaule est plus *basse,* qu'il a de la *difficulté à l'élever.* Le pansement l'empêche de constater si les mouvements du cou sont difficiles.

Cet état va en augmentant pendant quelques jours et reste ensuite stationnaire. Mais le malade ne consulte pour ces symptômes qu'après sa sortie de l'hôpital le 3 juin.

Le tiraillement est une sorte de gêne et d'endolorissement de l'épaule droite siégeant en avant et en arrière, comme si, nous dit le malade, sa bretelle avait été trop fortement serrée.

La douleur siège au niveau de l'articulation acromio-claviculaire ou plutôt un peu en arrière d'elle. Elle est peu intense, se manifeste surtout à l'occasion des mouvements et de la fatigue, et est comparée par le malade à celle qu'on éprouve au niveau de l'interligne métacarpo-phalangien en portant le doigt en hyperextension. Cette douleur a duré jusque vers le 15 juin.

La difficulté à élever le bras est surtout marquée si le malade place l'avant-bras en flexion, la main et l'avant-bras en pronation exagérée.

L'abaissement de l'épaule est constaté par un examen plus complet du malade qui nous permettra de détailler les déformations dues à la paralysie (V. pl. II, fig. 15 et 16).

Si on l'examine de *face, assis* et la tête verticalement placée, l'épaule droite est en effet légèrement abaissée, le bord supérieur du trapèze se rapproche bien plus de l'horizontale, que normalement il est plus concave en haut. Au palper le muscle est plus flasque, sa masse moins considérable que du côté sain.

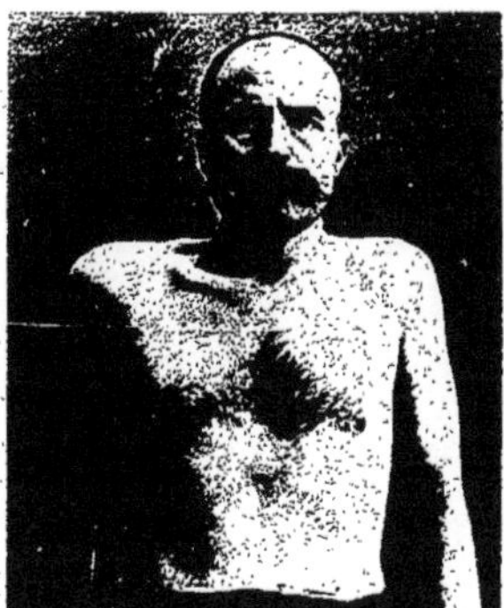

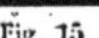

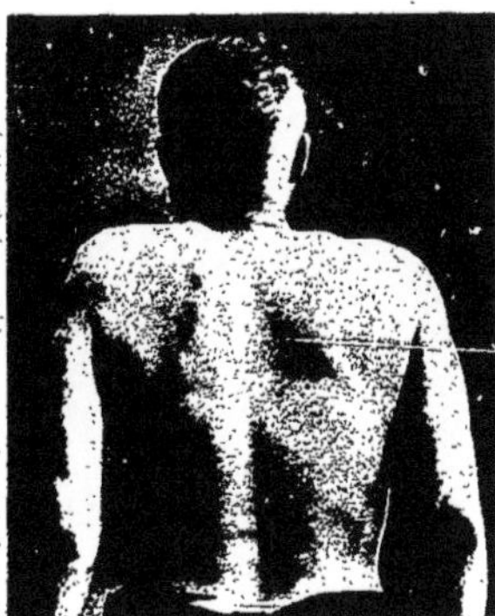

Fig. 15   Fig. 16

Paralysie et atrophie des muscles sterno-mastoïdien et trapèze. Côté droit. (Obs. XIX.)

Haussement des épaules.

G. STEINHEIL, Éditeur.

De face et debout les épaules sont à la même hauteur, dans cette position on observe la suppléance très marquée de l'angulaire dont la saillie interrompt la régularité du bord supérieur du trapèze vers sa partie moyenne. L'angulaire entraîne en arrière l'extrémité externe de la clavicule par l'intermédiaire du scapulum où il s'insère.

La région sus-claviculaire offre une dépression beaucoup plus marquée à droite, surtout au niveau de l'insertion du sterno-cléido-mastoïdien qui forme avec la clavicule un angle ouvert en dehors et en haut profondément excavé. *La clavicule* de ce fait est plus saillante. Le creux sous-claviculaire est plus prononcé.

La distance du sommet de l'acromion, au milieu de la fourchette sternale est un peu plus courte du côté malade.

D = 21 centimètres, côté malade.

G = 22 centimètres, côté sain.

Examiné en arrière et assis à califourchon, les mains symétriquement placées sur les genoux, l'angle inférieur de l'omoplate du côté droit est élevé de 4 à 5 centimètres. Il en est de même si le malade place les bras en croix ou les élève verticalement.

Dans le rapprochement des coudes en arrière on observe nettement la saillie du rhomboïde, celle du trapèze est en partie effacée.

L'angle inférieur de l'omoplate n'est pas saillant ; mais le bord spinal est mieux dessiné du côté malade par la perte de la tonicité et l'atrophie de la partie correspondante du trapèze.

Si le malade porte les bras directement en avant ou place les mains sur le dossier de la chaise, on constate pour la même raison, l'élévation des angles internes et inférieurs du scapulum.

Le malade debout, les mains sur la couture du pantalon, si on palpe la région scapulaire on observe que celle du côté sain est arrondie, celle du côté malade au contraire aplatie ; le muscle sous-épineux est intact, mais le trapèze qui le recouvre est atrophié.

Distance séparant le bord interne du scapulum des apophyses épineuses, à la hauteur de l'épine de l'omoplate :

G = 8ᶜᵐ,   D = 10ᶜᵐ.

Dans l'acte de hausser les épaules, l'épaule droite reste légèrement plus basse. La saillie au trapèze est moins nette. Les dépressions sus-épineuses et sus-claviculaires sont profondes. Elles sont rendues plus apparentes par la contraction de l'angulaire de l'omoplate qui supplée au trapèze atrophié. L'angle interne est toujours plus élevé (fig. 15 et 16).

Si on fait placer les bras en croix ou verticalement en l'air, on ne trouve pas plus les saillies au trapèze. L'angle interne est élevé.

Si on les fait porter *directement en avant*, même déformation. L'obliquité du bord spinal est très prononcée dans ce mouvement.

Dans le *rapprochement des coudes en arrière* l'angle interne reste élevé, le rhomboïde joue un rôle important dans cet acte.

Dans ces *différents mouvements l'omoplate* n'est pas détaché du tronc, mais il y a apparence de ce fait parce que le sillon qui borde en dedans le scapulum est plus marqué (atrophie du trapèze).

Distance séparant le bord interne du scapulum des apophysies épineuses à la hauteur de l'épine de l'omoplate dans les différents mouvements :

Élévation en croix G = 5^{cm}. .   D = 12^{cm}.
   —   en avant G = 8^{cm}. .   D = 14^{cm}.
   —   en haut G = 7,5^{cm}.   D = 13,5^{cm}.

L'amyotrophie du trapèze très considérable et à laquelle sont dues ces déformations est cependant moindre que pour le sterno-cléido-mastoïdien (fig. 15).

Il est à noter qu'il n'existe pas de scoliose de compensation.

Si on demande au malade d'*appuyer fortement sur la paume de notre main en même temps qu'on dirige son menton latéralement,* on voit la contraction nette du sterno-cléido-mastoïdien du côté sain, presque nulle du côté malade.

La flexion directe de la tête en avant se fait avec le concours des muscles profonds.

Si on incline la *tête du côté malade* on voit ces muscles de suppléance (scalène et oblique antérieur) qui viennent faire saillie dans le creux sus-claviculaire (on peut aussi les observer par la flexion du côté sain) bien qu'ils soient moins apparents.

— 143 —

Si on *fléchit la tête directement en arrière* on constate que le grand complexus et le splénius se contractent bien.

En résumé il s'agit d'une paralysie nette du sterno-mastoïdien et du trapèze par lésion du nerf spinal, prouvée par l'observation du malade au repos et à l'occasion des mouvements, confirmée par l'examen électrique que M. Huet a bien voulu pratiquer à la Salpêtrière et dont il a eu l'obligeance de nous faire bénéficier.

***

Examen électrique pratiqué le 24 juin 1904. — Méthode polaire : Électrode indifférente sur la région dorsale inférieure ; électrode exploratrice de 2^{cm},5 de diamètre.

Examen faradique avec le grand chariot de Gaiffe-Tripier ; courants à intermittences espacées, bobine induite à fil moyen.

Examen galvanique avec la clef double et excitation alternativement à NF et à PF.

1° *Nerf spinal.*

DROIT.	GAUCHE.
Faradique. — A 105 millimètres contraction faible dans le trapèze, pas de contraction à 90° dans le sterno-cléido-mastoïdien (à 110-105 contraction dans le peaucier et dans l'angulaire de l'omoplate).	*Faradique.* — A 130 contraction dans le sterno-cléido-mastoïdien et dans le trapèze.
Galvanique. — Pas de contraction à 7 milliampères dans le sterno-cléido-mastoïdien, pas de contractions nettes dans le trapèze. Depuis 272 milliampères contraction dans l'angulaire.	*Galvanique.* — A un demi-milliampère, contraction dans le sterno-cléido-mastoïdien à trois-quart de milliampère, contraction dans le trapèze NFG > PFG et contractions vives.

2° *Sterno-cléido-mastoïdien.*

Faradique. — Pas de contractions apparentes à 90 millimètres (contraction dans le peaucier depuis 120 millimètres).

Galvanique. — PFG à 5 milliampères. NFG à 6 milliampères, contractions très faibles, lentes et NFG < PFG.

Faradique. — A 130 millimètres contractions minima.

Galvanique. — NFG à 1 milliampère, PFG à $1^{ma},05$ contractions vives et NFG > PFG.

3° *Trapèze, faisceaux claviculaires.*

Far. — A 105 millimètres contractions très faibles.

Galv. — Électrode à la hauteur du nerf spinal : à 3 milliampères contractions très faibles, mais assez vives et NFG > PFG (en même temps contractions vives dans l'angulaire de l'omoplate, à partir de $2^{ma},05$ avec NFG > PFG).

Électrode un peu plus bas vers 5 et 6 milliampères contractions avec NFG < PFG, mais assez vives.

Électrode à la partie supérieure du muscle : vers 10 milliampères contractions assez vives avec NFG > PFG.

Far. — 130 millimètres contractions minima.

Galv. — NFG à $0^{ma},05$, PFG à $1^{ma},05$ contractions vives et NFG > PFG.

4° *Trapèze, faisceaux acromiaux.*

Far. — A 95 millimètres, contractions faibles.

Far. — A 110 millimètres, contractions minima.

Galv. — NFG vers 7 milliampères, PFG vers 10 milliampères,
contractions assez lentes, mais
NFG > PFG.

Galv. — NFG 2ᵐᵃ,05 > PFG,
contractions vives.

5° *Trapèze, faisceaux épineux de la partie moyenne.*

Far. — A 100 millimètres,
contractions faibles.

Galv. — Contractions vers 9
milliampères assez vives avec
NFG > PFG, mais très faibles.

Far. — A 110 millimètres,
contractions minima.

Galv. — NFG à 3ᵐᵃ,05 > PFG
contractions vives.

6° *Trapèze, portion inférieure.*

Far. — 90 millimètres, contractions faibles.

Galv. — A 10 milliampères,
contractions faibles assez vives
avec NFG > PFG.

Électrode placée un peu plus
haut : contractions assez lentes
NFG > PFG.

Far. — 95 millimètres, contractions minima.

Galv. — NFG à 5 milliampères > PFG, contractions vives.

7° *Angulaire de l'omoplate.*

Far. — 105 millimètres C m.
d'autant plus nettes que le trapèze est un peu excitable.

Galv. — NFG à 2ᵐᵃ,05 > PFG,
contractions vives et fortes.

8° *Grand complexus.*

Far. — 90 millimètres, contractions minima.

Galv. — NFG à 5 milliampères
> PFG, contractions vives.

Far. — 90 millimètres, contractions minima.

Galv. — NFG à 5 milliampères
> PFG, contrations vives.

9° *Rhomboïde.*

Far. — 95 millimètres, contractions minima.

Galv. — NFG à 5 milliampères
> PFG, contractions vives et
d'autant plus nettes que les fibres
sus-jacentes du trapèze sont peu
excitables.

Far. — 95 millimètres, contractions minima.

Galv. — NFG vers 5 milliampères > PFG, contractions vives
assez peu nettes parce qu'elles
sont masquées par les contractions
du trapèze.

Dans les autres muscles examinés : deltoïde, grand pectoral, sous-
épineux et sur le point de Duchenne Erb, les réactions électriques
sont sensiblement normales au point de vue quantitatif et au point
de vue qualificatif.

L'examen précédent montre donc que les troubles sont limités
au domaine du nerf spinal prononcés surtout dans le sterno-cléido-
mastoïdien où l'excitabilité faradique paraît à peu près abolie et où
l'excitabilité galvanique est très diminuée avec manifestations qualitatives de D. R.

Dans le trapèze on trouve aussi des manifestations de D. R. partielles : l'excitabilité faradique n'est pas abolie, mais elle est très diminuée; l'excitabilité galvanique est diminuée aussi et en diverses
parties de ce muscle, non seulement dans la partie cervicale, mais
encore dans la partie moyenne et dans la partie inférieure, on constate des modifications qualitatives plus ou moins accusées de D. R.

CHAPITRE VI

DIAGNOSTIC

Le diagnostic de névrite spinale d'origine otique n'est pas toujours facile à établir.

Au début de l'affection, il est rare qu'on accuse le spinal, des troubles observés : on tend tout naturellement à incriminer la lésion otique.

Plus tard, si des paralysies et des atrophies apparaissent, le diagnostic devient manifeste. Mais la lésion a vieilli et de ce fait on a moins d'action sur elle. C'est donc dès le début qu'il est nécessaire de savoir dépister l'altération nerveuse, sous des symptômes parfois trompeurs, souvent peu accusés, toujours difficiles à analyser.

Assurément, dans bien des cas, les *symptômes otiques prédominent* tellement, que toute l'attention est attirée par eux : les névrites spinales les plus typiques peuvent être ainsi méconnues. Ailleurs, le *spinal n'est pas seul inté-ressé.* Le pneumogastrique est simultanément lésé : la mort survient sans qu'il ait été possible de soupçonner cliniquement la névrite.

Dans la plupart des cas cependant, l'atteinte du spinal est révélée par des symptômes plus ou moins nets ou plus ou moins nombreux, mais qu'il faut toujours rechercher avec soin, sous peine de les méconnaître ou de les confondre avec des symptômes analogues.

Les deux branches du spinal pouvant être frappées isolément, nous passerons en revue pour chacune d'elles tous les problèmes qu'on doit poser en clinique, *pour dépister les troubles relevant de la névrite spinale, et pour les rapporter à la lésion otique.* En examinant ici et là les signes qui peuvent les simuler, puis en groupant les symptômes ainsi reconnus, nous pourrons préciser le niveau de l'altération nerveuse, apprécier la nature de la lésion auriculaire.

§ 1. — Branche externe.

I. — *Existe-t-il des symptômes pouvant faire penser à une névrite de la branche externe? Quelle est la valeur diagnostique de ces symptômes?*

La douleur spontanée n'est pas un signe révélateur suffisant, à moins qu'elle ne soit indiquée vers l'épaule et puisse être précisée en dedans de l'acromion. *Provoquée* au point de pénétration du spinal dans le muscle elle acquiert de la valeur. Quant à la sensation de *tiraillement musculaire,* de bretelle trop serrée, elle traduit assez nettement un début de contracture, due à l'irritation du nerf.

La contracture est d'une importance bien différente pour le diagnostic selon qu'elle porte individuellement ou simultanément sur les deux muscles innervés par le spinal, suivant que ces contractures sont cloniques ou toniques.

Si le sterno-mastoïdien et le trapèze sont atteints séparément, on peut soupçonner une lésion de la 11e paire. S'ils sont atteints simultanément, on doit affirmer la lésion.

Des contractures toniques pourraient encore laisser quelques doutes. Au contraire, des contractions cloniques, si elles sont unilatérales, imposent le diagnostic.

Encore est-il nécessaire, dans tous ces cas, de rechercher par l'analyse des attitudes, si les faisceaux musculaires influencés directement par le spinal sont bien les seuls contracturés. Rappelons que sont surtout sous la dépendance de ce nerf les faisceaux profonds du sterno-mastoïdien (*inclinaison latérale directe* de la tête, absence de rotation du côté opposé) et les faisceaux supérieurs et quelquefois moyens du trapèze (inclinaison légère de la *tête en arrière*, élévation du moignon de l'épaule et de l'angle interne du scapulum, absence d'adduction de cet os vers la ligne médiane.

La *paralysie* et l'*atrophie* ne font que marquer un degré de plus de l'altération nerveuse. Il est facile de s'assurer par l'analyse des mouvements que ce nerf est lésé, et que lui seul est lésé.

II. — *Ces différents symptômes qui permettent de diagnostiquer une névrite spinale sont quelquefois rapportés à d'autres affections.*

1° La *douleur*, si elle siège vers la partie supérieure du cou, peut être confondue avec celle qui traduit les altérations du plexus cervical. C'est surtout la *branche occipitale* dans la mastoïdite de Bezold qui est intéressée. Siège-t-elle vers l'épaule, elle pourrait faire penser à une *arthrite* due à la septico-pyohémie otique. Ces cas sont faciles à éliminer.

Il est plus difficile de savoir s'il s'agit de douleurs névritiques ou de douleurs dues à de la *périphlébite* ou à des *suppurations ganglionnaires* ou *mastoïdiennes*. Nous examinerons ces différents cas en précisant le siège de la névrite.

Quant à la douleur observée dans le *torticolis*, il est très probable qu'elle est due à une irritation nerveuse et que le spinal est le plus souvent en cause.

2° Lorsqu'il y a contracture tonique, on devra d'abord rechercher si elle est fonctionnelle ou organique.

La contracture *hystérique* est rarement limitée, s'accompagne toujours de troubles de sensibilité. Elle évolue sur un terrain spécial que des stigmates permettent de reconnaître.

a) Si la contracture est reconnue organique, il faudra s'assurer qu'il n'existe pas de *cicatrices cutanées* visibles, ou de lésions osseuses de la colonne cervicale.

Les *lésions osseuses* qui s'accompagnent souvent de contracture musculaire pourront être reconnues grâce à l'anesthésie générale. Gellé fait remarquer la coïncidence des affections auriculaire et vertébro-cervicale. Dans ces cas, la recherche de la lésion causale peut être réellement difficile.

b) *Quand la contracture aura été reconnue musculaire, on devra vérifier successivement la contracture du sternomastoïdien et celle du trapèze.*

Avant d'affirmer le torticolis du sterno-mastoïdien, on devra rechercher celui des scalènes : leur saillie est bien visible. Avant de diagnostiquer le torticolis du trapèze, il faut éliminer celui du splénius, et savoir qu'à la suite d'arthrites cervicales on peut rencontrer un torticolis postérieur (type de Delore) par contracture associée du trapèze, du splénius et de l'angulaire.

La fréquence du torticolis du sterno-mastoïdien comparativement aux autres torticolis est telle qu'on y pensera tout d'abord.

Quant à la contracture des muscles de la nuque, symptômes de méningite, bien que différente essentiellement des précédentes, elle préoccupe davange l'otologiste.

Ici la contracture musculaire est nettement symétrique, elle s'étend à d'autres groupes musculaires et les différents symptômes de la méningite (sensitifs, moteurs, réflexes, vaso-moteurs) peuvent être recherchés.

c) *Le diagnostic de torticolis du sterno-mastoïdien étant fait, il y a lieu de rechercher s'il y a ou non une suppuration cervicale.*

Si la suppuration cervicale *n'existe pas*, on pourra avoir affaire à un torticolis *a frigore* ou à un torticolis réflexe. Ce torticolis *réflexe d'origine otique* ne devra être admis qu'après une recherche minutieuse d'une lésion spinale.

S'il y a *suppuration cervicale* on pourra reconnaître par l'attitude imposée à la tête une lésion distincte du *plexus cervical* ou du spinal. Si tous deux sont intéressés également, on devra se demander s'il y a névrite ou *myosite*. Dans ce dernier cas, le muscle est douloureux sur tout le trajet et l'infiltration qu'il présente peut en imposer pour une fusée purulente (Jonquière).

3° Enfin, si les contractions sont cloniques, le spinal est presque toujours intéressé. Rappelons que ces spasmes

uni-ou bi-latéraux se manifestent surtout chez des prédisposés nerveux. Il peut donc être difficile de faire la
part de la névrose. On ne doit pas confondre ces spasmes
avec les *tics* qui affectent en général la face en même temps
que le cou.

4°. *A la période de paralysie et d'atrophie, les mêmes
questions se posent.* Ces troubles sont-ils fonctionnels ou
organiques. Nous y répondrons en recherchant les symptômes déjà indiqués pour le diagnostic de la contracture.
La paralysie reconnue organique, nous devons vérifier si
les troubles de motilité et les troubles trophiques sont
bien dépendants du spinal ou ne sont pas dus plutôt à
une *myopathie primitive* du type juvénile d'Erb (portant
sur l'épaule et le bras) ou du type facio-scapulo-humeral
(Landouzy-Dejerine) ; dans ce dernier cas, il s'agit d'enfants, parfois d'adolescents ; l'atrophie et la parésie frap-
pent les muscles de la face, puis ceux de la ceinture scá-
pulo-humérale et du bras. La *paralysie radiculaire* du plexus
brachial, type total, surtout le type Duchenne-Erb pourrait en imposer au premier abord à cause de l'atrophie de
l'épaule pour une névrite spinale ; mais dans le premier
cas, outre l'épaule, tout le membre inférieur est intéressé ;
dans le deuxième, outre le deltoïde, le biceps, le brachial antérieur, le long supinateur sont pris. Cependant
le diagnostic peut devenir moins évident si le plexus cervical participe à la lésion. Dans un cas de Rendu, au type
supérieur s'associaient la paralysie et l'atrophie du splénius et du complexus (1).

____

(1) Rendu, Voir *Gazette des Hôpitaux*, 1904, n° 109, p. 1057.

III. — *La névrite de la branche externe du spinal reconnue, il s'agit de savoir si cette névrite est due à une lésion de l'oreille.*

La *névrite traumatique* est facilement éliminée. Au cas de doute, les troubles de réaction électrique très accentués dès le début jugeront la question.

Au cours *d'une intervention* pour évacuer une collection cervicale d'origine mastoïdienne, il est très exceptionnel que le spinal soit lésé, le pus tend à s'extérioriser, tandis que le nerf est maintenu dans la profondeur par le faisceau profond du sterno-mastoïdien.

Dans la trépanation de la pointe mastoïdienne, avec rugination et *désinsertion des faisceaux* du sterno-mastoïdien, on est encore loin et assez au-dessus du point de pénétration du spinal pour ne pas l'endommager. La désinsertion musculaire n'entraîne pas de troubles dans la motilité de la tête. Une observation de Lichwitz témoigne de ce fait :

Observation XX (Résumée).

Un cas de mastoïdite de Bezold. Ouverture de l'abcès cervical et de l'antre. Résection de l'apophyse mastoïde. Désinsertion du sterno-mastoïdien. — Lichwitz, *Arch. clin. de Bordeaux*, juillet 1896, n° 7, p. 324.

M. B..., 44 ans. Fin d'octobre 1894. Brusquement écoulement d'oreille. Douleur rétro-auriculaire. Anorexie, Fièvre. Insomnie. Intermittence de l'écoulement. Abondance en raison inverse de l'intensité des douleurs.

15 *mai* 1895. — Gonflement diffus et douloureux de la mastoïde. Ni rougeur, ni fluctuation. Tympan : perforation du 1/4 postéro-supérieur. Du pus en sort quand on presse sur le cou. Surdité

gauche. Weber à gauche. Rinne à gauche. Traitement. Lavage de la caisse par la trompe, évacuation du pus cervical par pression. Persistance de l'otorrhée. Insomnie. Pouls 140. Temp. normale.

Opération 21 juillet 1895. — Incision rétro-auriculaire descendant à 2 centimètres environ au-dessous de la mastoïde ; ni suppuration, ni fistule de la corticale. Avant d'ouvrir l'antre rugination et désinsertion des divers muscles qui s'insèrent à la paroi externe et interne de la mastoïde. Au-dessous d'eux, poche purulente. Évacuation à la sonde cannelée. Ouverture de l'antre. Éburnation considérable de la corticale (12 à 14 millimètres). Antre petit, plein de pus et de bourgeons.

Cellules. Quelques cellules présentent le même aspect. On les suit jusqu'à la pointe mastoïdienne. Fusée purulente dirigée vers la rainure digastrique. On fait sauter tout le sommet de l'apophyse. Nettoyage des cellules et des parois de l'abcès. Hémorragie veineuse. Tamponnement à la gaze iodoformée.

Le lendemain, retour de l'appétit et du sommeil. Pouls 100-110. Fièvre nulle. « Deux mois après, la plaie rétro-auriculaire est complètement fermée. Six mois après, *aucun trouble de motilité de la tête, bien qu'on ait été obligé de détacher les insertions musculaires du sommet de l'apophyse.* » Audition presque normale.

Outre le traumatisme, d'autres causes peuvent agir sur la branche externe du spinal et produire la névrite. Le nerf peut être comprimé par des ganglions dont l'engorgement indique non une lésion de l'oreille, mais une lésion du rhino-pharynx, de la langue. Par l'examen de ces organes on peut déceler l'altération initiale : souvent le cancer.

Enfin dans des cas plus rares, en procédant par élimination, on trouvera une lésion dentaire. Notre ami le Dr Georges Contenau qui a condensé dans sa thèse des travaux de Lebedensky et de Trèves, les conceptions de

Walther et de Tillaux sur les ganglions cervicaux, signale l'engorgement possible du groupe cervical supérieur par lésion dentaire, « *la fréquence de l'extension des infections par propagation* » (1).

Nous avons pu recueillir dans le service de notre maître M. Sebileau une observation qui montre les difficultés possibles du diagnostic en ce cas.

OBSERVATION XXI.

Adénite cervicale d'origine dentaire. Troubles du sterno-mastoïdien et trapèze. Pyohémie. Mort. Hôpital Lariboisière, Service du Dr Sebileau.

Hel... Charles, 50 ans, chauffeur, entre à Lariboisière, salle Woillez, lit n° 1, le 16 janvier 1904, pour douleur d'oreille et phlegmon du cou.

Antécédents héréditaires. — Parents vivants, bien portants.

Antécédents personnels. — Ne se souvient d'aucune maladie grave. Père de quatre enfants bien portants.

Il y a quatre semaines, le malade ressent une violente douleur, siégeant derrière l'oreille, irradiée à toute la tête, douleur qui l'oblige à interrompre son travail et à garder le lit pendant huit jours. Le malade a d'ailleurs gardé la chambre jusqu'à son entrée à l'hôpital. La douleur persiste, vive, exagérée par la pression.

Depuis 10 jours environ, une tuméfaction apparue dans la région du sterno-cleido-mastoïdien. Son accroissement a été lent et progressif. Elle s'étend de la pointe de la mastoïde et de la région occipitale droite, suit assez exactement la direction du sterno-mastoïdien, jusqu'à deux travers de doigt au-dessous de l'angle de la mâchoire. A ce niveau par la pression on éveille une très vive douleur. Il n'y a pas de fluctuation nette.

---

(1) G. CONTENAU. *Les adénites d'origine dentaire.* Thèse, Paris, 1902. Maloine.

Immédiatement on pense à une lésion de l'oreille. A l'examen on constate qu'il n'y a pas d'écoulement ; il n'y en a jamais eu. Le tympan est seulement rouge, mais la rougeur est peu marquée ; pas de douleur.

A cette époque l'attention est attirée sur un phénomène qu'à première vue on pourrait interpréter comme torticolis. Ce pseudo-torticolis siège à gauche (côté opposé à la lésion) et un examen plus complet en fait reconnaître la cause. Il ne s'agit pas d'un torticolis gauche, mais d'une parésie à droite des muscles sterno-mastoïdien et trapèze. Ces muscles du côté de la lésion se contractent mal.

Si on fait l'examen comparé des deux côtés on observe très nettement que du côté gauche le malade peut incliner et tourner la tête ; du côté malade, ces mouvements lui sont impossibles. Il y a relâchement complet du sterno-mastoïdien de ce côté.

Si on cherche les mouvements du trapèze, on observe que la moitié inférieure de ce muscle se contracte seule. Sa partie supérieure n'élève plus l'omoplate et comme pour le muscle précédent elle est relâchée. L'examen électrique n'a pas été pratiqué.

L'examen de la bouche fait constater le mauvais état des dents et de la gengivite. Une adénite cervicale y correspond.

Le 28 janvier, le malade perçoit une douleur brusque au niveau de l'articulation du genou ; il y a du gonflement, le choc rotulien y est net. Par la ponction, on retire un liquide louche, jaunâtre, presque purulent. Quelques jours après l'arthrotomie externe fut pratiquée ; on retire du pus en grumeaux.

Le 3 *février*, nouvelle intervention indiquée par des élévations de température. Incision large de la collection cervicale, suivant le bord antérieur du sterno-cléido-mastoïdien. La collection purulente est vidée et drainée.

L'état général est mauvais. La température monte à 39°,8 le soir pour descendre à 38° le matin. Le malade est profondément infecté et malgré les injections de sérum, meurt (Courbe septicémique).

Pas d'autopsie.

Ici, la douleur simulait à s'y méprendre, une douleur mastoïdienne : même siège, mêmes irradiations ; seul le point antral n'est pas perçu. On pense à une lésion de l'oreille, et *l'atteinte manifeste du spinal* semble confirmer ce diagnostic.

Cependant, on examine l'oreille : le tympan est trouvé légèrement rosé, mais insuffisamment pour qu'on pose le diagnostic d'otite ; d'ailleurs, il n'y a jamais eu de douleur dans l'oreille et jamais d'écoulement.

L'examen de la bouche est pratiqué. On trouve de la carie dentaire, de la gingivite. On reconnaît en ces lésions la cause de l'adénite maintenant suppurée. L'incision est pratiquée, la collection vidée.

Plus tard le malade présente l'aspect d'un septico-pyémique. Mauvais état général. Grandes oscillations thermiques, arthrite purulente du genou, et si la lésion causale n'était pas maintenant connue, on pourrait encore accuser l'oreille de cette septico-pyémie. Cependant l'examen de l'oreille est toujours resté négatif.

Le spinal comme tout nerf périphérique peut être altéré par des *intoxications* ou par des produits de *l'infection*. C'est dans ce dernier cas surtout qu'on devra rechercher s'il n'y a pas eu lésion otique.

Les infections (grippe, fièvre typhoïde) peuvent en effet donner lieu à de la névrite, soit directement, soit par l'intermédiaire de l'otite ou d'une pyémie otique.

Il y a parfois une grande difficulté à déceler la lésion chez un sujet profondément infecté. *La forme typhoïde* de la septico-pyémie otique (Laurens) est difficile à distinguer de l'infection typhique. Une névrite spinale, observée en pareil cas, pourrait indifféremment être mise sur le compte de l'une ou de l'autre, surtout s'il s'agit de la septico-pyémie sans phlébite isolée par Körner et dont plusieurs cas ont été cités (Schwartze, Dalby, Politzer, Schmiegelow, etc.). Le séro-diagnostic de Widal négatif en ce cas, la dissociation du pouls et de la température (T + P —) suffiront le plus souvent à écarter le diagnostic de dothiénentérie.

Il est possible que le spinal soit infecté *à l'intérieur du crâne par une inflammation* (méningite, abcès). Une affection otique est toujours à rechercher dans ces cas.

Quant aux altérations du spinal, d'origine centrale, elles ne sont pas rares, sinon fréquentes. Il peut s'agir de *paralysie glosso-labio-laryngée* (Duchenne) qu'on pourrait surtout confondre avec une altération de la branche interne.

C'est principalement la *paralysie bulbaire asthénique* (syndrome d'Erb) qui pourrait en imposer pour une paralysie de la branche externe; il y a parésie des muscles de la nuque, mais ni atrophie musculaire, ni réaction de dégénérescence.

§ 2. — Branche interne.

Lorsqu'il existe des troubles vocaux ou dyspnéiques, l'examen laryngoscopique s'impose. Il suffit en général à faire éliminer les cas dans lesquels il *n'y a pas de paralysie*. Il s'agit alors d'œdème, de polypes, d'inflammations banales tuberculeuses ou syphilitiques, etc.

On reconnaîtra par le seul examen du pharynx, des abcès latéro ou rétro-pharyngiens qui d'ailleurs peuvent avoir une origine otique (Weil, Broca et Schmid, Kottmann).

La *paralysie une fois admise*, il est nécessaire de se

demander si une lésion nerveuse en est cause. En effet une inflammation banale de la muqueuse peut paralyser le muscle sous-jacent (Loi de Stokes).

Cette hypothèse éliminée les troubles observés doivent être rapportés à une lésion du recurrent. Ce diagnostic est facile à établir si la paralysie est unilatérale ou très accusée, difficile au contraire s'il s'agit de parésie bilatérale. Mais avant de soupçonner la lésion otique, il faut passer en revue les différentes *causes de paralysie récurrentielle*, éliminer rapidement le traumatisme, la compression aseptique, les névrites (toxiques, infectieuses, consécutives à des lésions bulbaires ou primitives). Il faut encore rechercher avec soin si la suppuration ne provient pas d'une lésion primitive du crâne, s'il ne s'agit pas par exemple d'un néoplasme. En ce cas les compressions nerveuses sont précoces. Rarement il s'agit d'une altération isolée du spinal.

La contracture des constricteurs doit être différenciée de la paralysie des dilatateurs. La paralysie des constricteurs ne sera pas prise pour une contracture des dilatateurs, si l'on sait qu'on a guère l'occasion d'observer celle-ci que dans la rage.

Si la lésion porte *sur le spinal exclusivement* la recherche des différents mouvements des cordes vocales pendant la phonation et la respiration suffiront à préciser le diagnostic.

Avant d'affirmer l'existence de *troubles vélo-palatins* par lésion otique, il faut s'assurer qu'il n'y a pas malformation congénitale, penser à une inflammation de voisinage, s'accompagnant de troubles du voile, compliqué ou non de paralysie. Un abcès rétro-pharyngien peut être en cause. Il peut lui-même être consécutif à une suppuration de l'oreille (Knapp (1), Gruber (2), Sebileau, obs. inédite). Une paralysie étant reconnue, il faut rechercher une infection générale et surtout la diphtérie.

Quant au ralentissement du pouls il n'a guère de valeur au point de vue du diagnostic d'une lésion du spinal. Observe-t-on ce symptôme; il faut d'abord en rechercher la cause dans une affection cérébrale, examiner soigneusement la température. Ce n'est qu'en l'absence d'une méningite ou d'une intoxication grave que ce ralentissement du pouls pourra être associé aux autres signes de la névrite.

§ 3. — Diagnostic du siège.

Par l'examen des différents symptômes, une paralysie spinale d'origine otique a pu être reconnue. *Il s'agit alors de rechercher quelle est la lésion otique et de savoir le siège de la lésion nerveuse.*

Trois cas peuvent se présenter. Il peut y avoir des symptômes cérébraux, ou des signes de suppuration ou d'infection cervicale. Dans ces trois cas on pourra noter des symptômes traduisant l'altération de l'une ou des deux branches du spinal.

----

(1) Knapp. *Z. f. Ohr.*, 1895, t. XXVI, p. 4.
(2) Gruber. *Œster. Zeitsch. f. prakt. Heil.*, 1863 (1, 2, 3, 6) et *Arch. f. Ohr.*, II, p. 71.

1. — S'il y a des *signes de suppuration cervicale* coïncidant avec une névrite de la branche externe on devra rechercher :

a) *Une mastoïdite de Bezold.* L'affection évoluant en général à partir de l'âge adulte, survient le plus souvent au cours d'une suppuration chronique de l'oreille, marche lentement. Elle débute par une douleur vive, soudaine, au niveau de la mastoïde. Quelques semaines après, apparaît un gonflement inflammatoire au-dessous de la mastoïde. Au niveau de la mastoïde, pas de tuméfaction, mais des douleurs spontanées (souvent en arrière vers l'occipital) et provoquées par la pression ou la percussion, au niveau de l'apophyse. Au niveau du cou, on obtient une fluctuation très nette par le palper et par la pression on peut faire refluer le pus jusque dans le conduit auditif externe.

b) *Une suppuration ganglionnaire.* Elle est surtout observée chez les enfants et les adolescents. L'évolution se fait en deux étapes qui se succèdent plus ou moins rapidement.

Dans la première, au cours d'une otite moyenne apparaît du gonflement à la partie supérieure du sterno-mastoïdien. La peau est rouge à peine et la région ne présente pas une grande réaction locale. La douleur est peu nette et siège quelquefois plus bas, ou passe inaperçue, masquée par la douleur de l'oreille. La présence d'un œdème peut en imposer pour une mastoïdite de Bezold. Si l'inflammation est peu prononcée, le palper permet de sentir après relâchement du sterno-mastoïdien, de petits noyaux indurés, gros comme un pois ou une noisette. Dans la seconde étape le ganglion augmente de volume, détermine du torticolis, et si la suppuration s'établit, la région devient douloureuse, rouge, chaude. La fluctuation n'apparaît souvent qu'assez loin du début.

c) *Une carie du plancher de la caisse.* Elle donne rarement lieu à des fusées purulentes du cou, du moins directement. Le plus souvent c'est par l'intermédiaire d'une phlébite et périphlébite de la jugulaire qu'elles se produisent. La carie du plancher de la caisse se reconnaîtra à l'aide du spéculum (présence de fongosités) et par l'exploration au stylet.

II. — Lorsque ces affections n'ont pas été trouvées et qu'il existe des symptômes d'*infection dans la région cervicale*, on devra penser à :

a) *Une thrombo-phlébite de la veine jugulaire.* Les deux branches du spinal peuvent être intéressées. Cette thrombo-phlébite est en général secondaire. Mais elle peut être primitive (Gibert (1), Robin, Broca, Keen (2), Politzer) (3). Mignon (4) décrit deux formes : l'une ayant l'aspect de la phlegmatia et l'autre reproduisant le tableau de l'infection purulente. Les symptômes généraux la font confondre avec la phlébite du sinus latéral.

Les signes locaux permettent de la reconnaître. La douleur spontanée ou provoquée siège dans la gouttière rétro-maxillaire. Un cordon dur et résistant est quelquefois senti en cette région. Enfin l'œdème peut occuper les régions : rétro-maxillaire, sus-claviculaire, carotidienne.

---

(1) Gibert. *Société anat.*, 1858, p. 453.
(2) Keen. *Time and Register.* Philadelphia, 30 décembre 1890.
(3) Politzer. *Ann. des mal. de l'oreille*, 1897, p. 23.
(4) Mignon. *Comp. des otites moyennes, suppurées.*

b) *Une suppuration extra-durale*. Si les symptômes locaux ou généraux ne permettent pas de penser à une phlébite, on pourra admettre l'existence d'une suppuration extra-durale ayant fusé dans le cou. Inversement une suppuration cervicale peut décoller la dure-mère sans provoquer de signes cérébraux.

S'il y a des *symptômes cérébraux*, les deux branches du spinal peuvent être atteintes indifféremment, on devra penser à :

a) *Une complication encéphalique*. La présence de céphalée, de vomissements, l'étude du pouls et de la température, la recherche des contractures, des réflexes, l'examen ophtalmoscopique, la ponction lombaire, etc., pourront indiquer une complication encéphalique. On en pourra trouver la cause dans une carie du toit de la caisse. En ce cas la lumière du conduit est trouvée pleine de polypes et de granulations, le tympan perforé, les parois osseuses de la caisse dénudées, recouvertes d'un liquide fétide et de mauvaise couleur.

b) *Une phlébite d'un sinus*. Il s'agit le plus souvent du sinus latéral et la mastoïde est encore en cause. On la reconnaîtra d'après Laurens par : 1° *des symptômes locaux au niveau de la mastoïde*, présence d'un œdème douloureux à la région postérieure de cette apophyse (1), œdème de la région mastoïdienne antéro-supérieure et de la zone de l'écaille avoisinant l'arcade zygomatique (2), infiltration des muscles de la nuque ; 2° *des symptômes cervico-*

---

(1) Griesinger. *Arch. f. Ohr.*, III, p. 347.
(2) Moos. *Zeit. f. Ohr.*, II, p. 242.

thoraciques, modification du côté des jugulaires externe et interne, compressions nerveuses; *3° des signes de septico-pyémie*: frisson, troubles digestifs, métastases.

Il est des cas où le siège de la légion nerveuse ne peut être précisé. Il se peut en effet que des symptômes encéphaliques *s'associent* à des symptômes cervicaux.

Ailleurs on n'observera aucun symptôme de suppuration ni au niveau du cou, ni au niveau de l'encéphale et l'on devra admettre soit une *compression par des ganglions non suppurés* soit une *infection otique à distance*. Notons enfin que dans les cas *de suppuration latente* l'examen du sang pourra donner de précieux renseignements.

CHAPITRE VII

PRONOSTIC

Le pronostic de la névrite spinale d'origine otique est très différent selon les cas : il doit comporter deux questions :

1° La névrite est-elle grave ?

2° Quelle est la valeur pronostique de cette névrite ?

Cliniquement, on pourra répondre à la première. La douleur et la contracture sont fonction d'une altération superficielle du nerf. La paralysie et l'atrophie témoignent d'une lésion plus profonde. Mais ce sont les réactions électriques qui donnent surtout la mesure exacte de l'altération nerveuse : elles sont le criterium de la lésion.

La valeur pronostique de la névrite ne sera donnée que si le siège de la lésion a pu être précisé. Si la lésion porte sur les deux branches, une complication cérébrale est à craindre, soit qu'une suppuration intra-crânienne, soit qu'une thrombo-phlébite soient en cause.

Si la branche externe est seule intéressée, le pronostic est bien plus favorable ; la lésion causale est en général à la portée du chirurgien.

Dans tous les cas cependant, on devra réserver le pronostic, la suppuration n'ayant aucune tendance à se limiter spontanément dans sa marche, et la lésion du pneumogastique pouvant entraîner des troubles graves, sinon mortels.

OBSERVATION XXII (Résumée).

Une forme anormale de mastoïdite de Bezold. Ligature de la jugulaire. Mort rapide. — Luc. Rev. hebdom; de laryngol., d'otol. et de rhinologie, n° 15, 15 avril 1905.

R..., musicien, 50 ans, vient consulter le 31 août pour une otite suppurée, aiguë, du côté gauche, survenue environ cinq semaines auparavant.

25 *août.* — L'écoulement de l'oreille se compliquant de sensibilité à la pointe de l'apophyse et *de signes de torticolis*, le malade vient consulter.

Examen : Perforation tympanique spontanée, insuffisante, *difficulté à mouvoir la tête et sensibilité à la pression de la pointe de l'apophyse et de l'extrémité supérieure du muscle sterno-cléido-mastoïdien,* mais pas de gonflement ni d'empâtement à ce niveau ; agrandissement de la perforation tympanique. Le valsalva passe très bien.

1ᵉʳ *septembre.* — Écoulement abondant, sensation de soulagement ; cette accalmie ne persiste pas.

2 *septembre.* — Infiltration au niveau de la pointe de l'apophyse ; *les mouvements du cou sont de plus en plus douloureux.*

Consultation avec les Dʳˢ Lombard et Bellin, l'opération est fixée au lendemain.

3 *septembre. Opération.* — L'apophyse est trouvée infiltrée de pus. Résection totale, y compris sa pointe. Après désinfection soigneuse du foyer et de la plaie, celle-ci est réunie, sauf inférieurement, pour le passage d'un gros drain. Suites très satisfaisantes.

8 *septembre.* — Le malade *recommence à se plaindre de son torticolis* ; en levant le pansement constatation d'un empâtement mani-

feste au niveau de l'extrémité supérieure du muscle sterno-cléido-mastoïdien. D'autre part, le malade se plaint d'avoir, depuis son réveil, *la langue paralysée*.

Pas de paralysie à proprement parler. Certains mouvements sont possibles. Langue tuméfiée : la cause de cette tuméfaction échappe ; pas d'ulcération, pas de douleur.

Croyant à un abcès dans l'épaisseur même du muscle sterno-cléido-mastoïdien, incision dans toute son épaisseur ; le muscle incisé, sans renfermer de collection purulente, est manifestement infiltré.

On ne songe pas à une collection plus profonde, sous-jacente au muscle. Le malade soulagé peut sortir le lendemain. Cependant, l'état local continue de ne pas être satisfaisant.

Le 14. — Un clapier de 3 centimètres de longueur à *la partie inférieure de l'incision* est noté. L'incision est prolongée jusqu'à sa limite inférieure.

Le 15. — La température s'étant élevée à 38°,7, examen minutieux de la plaie : une goutte de pus crémeux apparaît à la partie antérieure de la surface osseuse représentant la paroi profonde de l'antre, et à plus de 2 centimètres au-dessus du niveau de la pointe de l'os réséqué ; une pression sur la partie encore empâtée du cou, située immédiatement en arrière de l'incision du muscle fait sourdre un mince filet de pus. On conclut immédiatement à l'existence *d'une fusée profonde de Bezold* et à la nécessité d'intervenir sans retard sur l'os et sur le cou.

Consultation avec les Drs Berger et Lombard. Diagnostic porté : *Collection extra-durale ayant peut-être fusé secondairement dans la profondeur du cou par l'un des orifices normaux de la base du crâne.*

17 septembre. Deuxième opération (M. le Dr Luc). — Les surfaces osseuses voisines du foyer sont largement mises à nu. On retrouve le pertuis par où le pus s'échappait ; on ne peut y engager qu'un très fin stylet. Découverte du sinus latéral sur une étendue de 2 centimètres de son trajet descendant : pas d'abcès périsinusal.

En se servant d'une mince gouge pour chercher à transformer en un sillon le petit tunnel osseux d'où sourd le pus avec une abondance croissante, on est amené à ouvrir de bas en haut une série de cellules osseuses échelonnées parallèlement à la portion descendante du sinus latéral qui est en arrière et la portion descendante du canal de Fallope qui est en avant.

A ce moment, un énorme flot de pus s'échappe de la profondeur du cou, inondant le champ opératoire : la partie osseuse de l'opération est terminée. On peut enfin introduire, de haut en bas, une forte sonde cannelée par la fistule considérablement élargie et, la voyant pénétrer à plusieurs centimètres sous la face profonde du muscle sterno-cléido-mastoïdien, être convaincu que c'est bien de la région en question que venait le pus.

Pour l'évacuation du pus cervical et la désinfection complète du foyer, on incise systématiquement, couche par couche, l'énorme épaisseur de parties molles, y compris le muscle sterno-cléido-mastoïdien, située entre le tégument et l'intérieur de la poche, de manière à convertir en une tranchée profonde le canal suppurant. Bien que la sonde cannelée fût fortement courbée, on ne put réussir, en dirigeant sa concavité en dehors, à faire saillir inférieurement sa pointe sous les téguments, tant le foyer était profond à sa partie inférieure. La partie la plus déclive correspondait à un point situé presque immédiatement en arrière de la partie moyenne du muscle sterno-cléido-mastoïdien. L'incision des parties molles représentant la paroi externe de la poche nécessita l'ouverture et la ligature d'un certain nombre de vaisseaux, entre autres de *l'artère occipitale* et de la *veine jugulaire externe.*

Le 18. — Le malade se sent beaucoup mieux ; il se déclare délivré, *pour la première fois, du torticolis* qui le tourmentait depuis plusieurs semaines ; *d'autre part, sa langue se meut plus facilement* et se montre manifestement dégonflée. En revanche, la température demeure supérieure à 38° (température rectale 38°,5, matin et soir).

Le 28. — Le soir, le malade est pris d'un violent accès de fièvre sans frisson et sa température rectale est de 40°,5.

Le lendemain matin, sa température est encore de 40°,2. Son faciès s'est déjà profondément altéré. Ses traits sont tirés, la teinte de son visage est subictérique. Exploration minutieuse de ses divers organes, en vue de découvrir l'explication de ce retour si inattendu de la fièvre.

Actuellement, il ne présente *aucun signe de méningite*, sauf un vomissement survenu le matin et qu'il attribue à une mauvaise digestion : mais il n'accuse aucune céphalalgie. Ses organes thoraciques paraissent absolument normaux et toute trace de l'érysipèle a disparu.

En réfléchissant que le sinus latéral a été dénudé lors de la première intervention et a dû par conséquent baigner dans le pus qui s'est écoulé les jours suivants vers le cou, on commence à redouter une infection de ce vaisseau.

Le 30. — Frisson. Courbe thermique à caractère pyémique.

1ᵉʳ *octobre (3ᵉ intervention).* — *Aucun symptôme cérébro-méningitique*, le malade s'est amaigri et affaibli rapidement et offre l'aspect d'un homme profondément infecté. Notre troisième intervention a lieu à huit heures du matin, le malade est pris d'une *menace de syncope* en mettant le pied à terre, et on doit le porter jusqu'à la table opératoire.

La veine jugulaire est liée immédiatement au-dessus du muscle omoplato-hyoïdien et au-dessous du tronc thyro-linguo-facial. Un drain est placé dans la partie inférieure de la plaie; puis celle-ci est suturée dans la plus grande partie de son étendue.

Cela fait, le sinus latéral est mis à découvert facilement, après grattage des granulations qui le recouvrent. Sa teinte est d'un gris légèrement jaunâtre. Dénudation, incision ; paroi externe réséquée ; tamponnement.

A midi et demi, la respiration devient de plus en plus stertoreuse.

Une demi-heure plus tard, coma. Température rectale 40° ; pouls filiforme.

A 6 heures du soir : mort.

Nous ne voulons pas tirer des conclusions formelles de cette observation. Nous désirons cependant attirer l'attention sur quelques points spécialement intéressants :

1° *Le torticolis* du début nous semble bien lié à de la *névrite spinale.* L'existence de douleurs cervicales, l'absence de collection purulente au niveau du sterno-mastoïdien plaide en faveur de ce diagnostic ;

2° Il y a des *troubles du côté de la langue,* qui peuvent être dus à une lésion du glosso-pharyngien. Ces troubles disparaissent quand cesse le torticolis, lors de l'évacuation du foyer purulent ;

3° Bien qu'il n'y ait pas de signes de méningite, on observe un vomissement, une menace de syncope, et des troubles respiratoires, témoignant d'une *atteinte probable du pneumogastrique* ;

4° Enfin lors de la ligature de la jugulaire, il est possible que tous ces symptômes aient été portés à leur maximum par la compression exercée par la veine sur ces nerfs, au niveau de l'orifice inextensible du trou déchiré ;

5° La contagion peut donc se faire de proche en proche *du spinal au pneumogastrique.* On peut juger au point de vue pronostic, de la *valeur du* diagnostic de névrite spinale basé sur le *torticolis* du début.

CHAPITRE VIII

DÉDUCTIONS THÉRAPEUTIQUES
ET TRAITEMENT

De cet aperçu anatomo-pathologique et clinique de la névrite spinale d'origine otique nous pouvons maintenant tirer quelques déductions qui nous permettront dans la mesure du possible de prévenir cette affection. Nous verrons ensuite comment la traiter.

Si les mastoïdites guérissent d'autant mieux qu'elles sont opérées loin du début de l'infection, on doit cependant intervenir d'une façon plus précoce dans certains cas :

a) chez des sujets où l'évolution sourde fait qu'on suit mal le processus infectieux (diabétiques) ;

b) chez les vieillards, où la raréfaction du tissu spongieux prédispose aux perforations de la corticale interne ;

c) chez des malades qui ont une mastoïde éburnée du fait de la répétition d'infections antérieures à ce niveau ;

d) chez des malades qui ont un conduit rétréci et que, malgré toute intervention on n'a pu rendre suffisamment perméable ;

e) toutes les complications sont l'indication d'une intervention hâtive, *incision rapide* d'une collection cervicale ; *trépanation d'urgence* d'une mastoïdite compliquée de thrombo-phlébite.

Toute intervention doit avoir pour but d'extérioriser le pus, et d'enlever aussi complètement que faire se peut tout foyer d'infection.

Dans la mastoïdite : il faudra aller à la recherche de toutes les cellules mastoïdiennes, en faisant sauter une large portion de la corticale externe ; visiter la pointe de la mastoïde en suivant de l'antre à la pointe, la traînée de Lombard.

En cas de carie de la caisse, l'évidement pétro-mastoïdien s'impose.

Dans les thrombo-phlébites du sinus on devra trépaner la mastoïde, incisant et curettant le sinus, la ligature de la jugulaire précédant ou suivant l'ouverture du sinus (G. Laurens). Enfin au cas de *trombo-phlébite de la jugulaire isolée* la ligature, ou même la résection, de la veine pourra être pratiquée.

Le traitement proprement dit diffère selon les cas et selon l'époque de la lésion. Au début, la douleur sera traitée par des applications de compresses chaudes, ou de salicylate de méthyle.

S'il y a contracture, la galvanisation avec un courant continu faible, en plaçant le pôle sur le muscle ; ou l'application de courants à haute fréquence, pourront agir favorablement.

A l'époque de la paralysie il faudra suivre les indications tirées de l'électro-diagnostic.

S'il y a réaction de dégénérescence, la galvanisation continue ou l'emploi de courants intermittents ou alternatifs devront être recherchés. Plus tard on pourra faire usage de la faradisation.

S'il n'y a pas de réaction de dégénérescence, dès le début on pourra employer la faradisation ou la faire précéder du même traitement que précédemment. Concurremment la strychine pourra être prescrite. Par le massage on luttera contre l'atrophie.

Le traitement curateur de la névrite spinale sera presque exclusivement médical, mais il va sans dire que l'apparition *d'une névrite spinale, symptôme révélateur* d'une complication otique est une indication d'intervenir. On devra dans ce cas rechercher avec soin et drainer les trajets suspects.

Si la névrite spinale n'est remarquée qu'après une opération, cette recherche doit être plus minutieuse encore. La partie inférieure de la plaie doit être surveillée avec la plus grande attention.

CONCLUSIONS

I. — Il existe une névrite spéciale de la 11ᵉ paire : UNE NÉVRITE SPINALE D'ORIGINE OTIQUE, prouvée par la clinique et l'anatomie.

II. — Le nerf spinal peut subir l'effet d'une lésion de l'oreille en des points variés :

a. Au niveau de la *veine jugulaire*, atteinte de thrombo-phlébite otique. La propagation se fait par périphlébite, grâce à la l'INTIMITÉ DE LA VEINE ET DU NERF, surtout dans le trou déchiré.

b. Entre la jugulaire et le digastrique. Il s'agit le plus souvent de COMPRESSION PAR LES GANGLIONS tributaires de l'appareil auditif.

c. Entre le digastrique et la mastoïde. C'est notamment dans la *mastoïdite de Bezold* que le pus vient fuser par la GAINE DE L'ARTÈRE OCCIPITALE, de la face interne de la mas-toïde jusqu'au devant de l'apophyse transverse de l'atlas — point de croisement de l'artère et du nerf.

III. — La névrite spinale d'origine otique, rare dans l'enfance, est de plus en plus fréquente avec l'âge, variant ainsi avec la DIFFICULTÉ CROISSANTE DE L'ÉVACUATION DU PUS au dehors.

IV. — La *lésion* nerveuse porte tantôt sur la *branche interne*, tantôt sur la *branche externe*. L'atteinte simultanée des deux branches est plus rare.

V. — S'agit-il de névrite de la *branche interne*, des troubles *laryngés* respiratoires ou phonatoires permettent de la déceler. Est-ce la *branche externe* qui est lésée, on le reconnait cliniquement, au début, par une douleur et de la contracture ; plus tard, par de la paralysie et de l'atrophie du *sterno-mastoïdien et du trapèze*.

VI. — Le *pronostic* dépend de l'époque du diagnostic. Fait tardivement, le malade est exposé à des complications graves : la COMPRESSION DU PNEUMOGASTRIQUE par exemple.

VII. — Deux symptômes permettent d'établir ce *diagnostic* d'une façon précoce :

a. La douleur. — Elle siège sur le trajet du nerf avec deux points d'élection :

L'un au niveau de sa *pénétration* dans le sterno-mastoïdien ;

L'autre à quelques centimètres *en dedans de l'acromion*.

b. Le torticolis, caractérisé par de la flexion latérale de la tête, du côté malade, SANS ROTATION du menton du côté opposé, fait qui s'explique par le mode d'innervation du faisceau profond du sterno-mastoïdien.

VIII. — Ces symptômes permettent de RÉVÉLER OU DE LOCALISER une complication otique grave et d'indiquer L'URGENCE D'UNE INTERVENTION.

TABLE DES MATIÈRES

CHARTRES. — IMPRIMERIE DURAND, RUE FULBERT.

LEROUX.

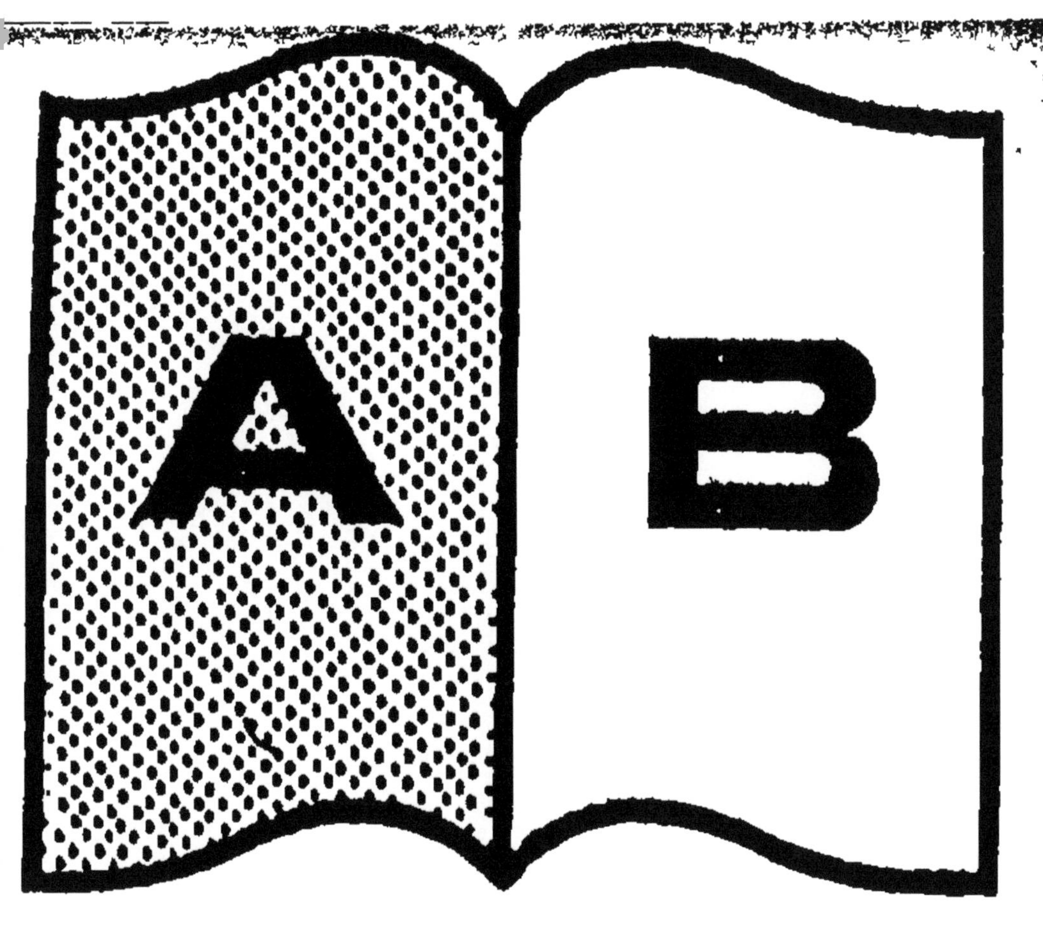

Contraste insuffisant

NF Z 43-120-14

www.ingramcontent.com/pod-product-compliance
Ingram Content Group UK Ltd.
Pitfield, Milton Keynes, MK11 3LW, UK
UKHW010912160726
13695UKWH00007B/583